糖尿病护理与教育管理

王爱红　程玉霞◎主编

科学技术文献出版社

SCIENTIFIC AND TECHNICAL DOCUMENTATION PRESS

·北京·

图书在版编目（CIP）数据

糖尿病护理与教育管理 /王爱红，程玉霞主编. —北京：科学技术文献出版社，2021.12（2024.5 重印）

ISBN 978-7-5189-7787-1

Ⅰ．①糖⋯　Ⅱ．①王⋯ ②程　Ⅲ．①糖尿病—护理　Ⅳ．① R473.5

中国版本图书馆 CIP 数据核字（2021）第 061815 号

糖尿病护理与教育管理

策划编辑：孔荣华 王黛君 责任编辑：张凤娇 责任校对：文 浩 责任出版：张志平

出 版 者	科学技术文献出版社	
地 址	北京市复兴路15号 邮编 100038	
编 务 部	（010）58882938，58882087（传真）	
发 行 部	（010）58882868，58882870（传真）	
邮 购 部	（010）58882873	
官 方 网 址	www.stdp.com.cn	
发 行 者	科学技术文献出版社发行　全国各地新华书店经销	
印 刷 者	北京虎彩文化传播有限公司	
版 次	2021 年 12 月第 1 版　2024 年 5 月第 4 次印刷	
开 本	880×1230 1/32	
字 数	195千	
印 张	9.125 彩插4面	
书 号	ISBN 978-7-5189-7787-1	
定 价	46.00元	

编委会

序

　　糖尿病已经成为我国最常见的非传染性慢性疾病之一，受到了学术团体乃至全国人民的高度关注。现阶段，我国18岁以上的成年人中，每10人就有1位糖尿病患者；每2~3人就有1位糖尿病前期患者。随着社会的进步、经济的快速发展、人们平均寿命的延长，糖尿病的患病率和糖尿病患者人数还会持续增加。

　　糖尿病是一种全身性疾病，可累及体内的多种组织和器官，引发各种糖尿病并发症，严重者可以致残、致死。对于绝大多数的患者而言，糖尿病又是一种终身性疾病，很难通过某一个药物或某一种治疗方法就能将糖尿病"药到病除"，使之不再复发。糖尿病还是一种医疗花费巨大的疾病，尤其是合并糖尿病并发症的患者，其医疗花费可以占到患者经济收入的大半，甚至超过其工资。我国专家发表的数据证明，糖尿病患者住院治疗天数是血糖正常患者的1.93倍，门诊随访次数是2.4倍，使用的药物是3.35倍，药物消费额是3.38倍；已经确诊糖尿病10年的患者，其医疗花费是确诊5年患者的3.75倍。我们组织的多中心调查显示，神经病变性糖尿病足溃疡患者的每次平均住院费用约在2.4万元，截肢患者的每次住院费用则高达3.4万元。糖尿病并发症是造成糖尿病患者致残、致死的主要原因，也是产生沉重经济负担的原因。糖尿病患者80%以上的医疗费用是花在糖尿病并发症上的。

糖尿病是可防可治的疾病，对于大多数糖尿病患者而言，糖尿病是一种良性疾病。造成糖尿病患者残疾和死亡的糖尿病并发症是可以避免或延缓的，这点至关重要。防治糖尿病并发症的关键是：从确诊糖尿病，甚至从糖尿病前期就开始指导和帮助患者控制好几项关键性指标（血糖、血压、血脂、体重），指导患者践行健康的生活方式，如合理饮食、适量运动、戒烟、限酒和心理平衡，让患者成为自己健康的管理者和第一责任人。国内外大量的临床实践证明，控制好血糖及心血管危险因素完全可以避免糖尿病急性并发症，防止或延缓糖尿病慢性并发症，大多数的糖尿病患者可以如同正常人一样享受美好的人生，寿命可以不缩短，生活质量可以不下降。

在指导和帮助糖尿病患者如何应对糖尿病，防止糖尿病并发症的过程中，护理人员起着十分重要的作用。糖尿病专科护士帮助和支持糖尿病专科医师工作，指导和帮助患者学会与糖尿病相处的技术和技巧，这在糖尿病护理、教育和管理方面都起着独特和重要的作用。糖尿病教育护士是糖尿病教育计划的制定者和贯彻者，是糖尿病专科医师的伙伴和患者的朋友，是糖尿病患者的心理治疗师和医患关系的协调人，还是糖尿病教育管理和护理方面的科研设计者和完成人。糖尿病教育护士积极参与社区医疗卫生工作，是大医院与糖尿病患者家庭的联系纽带，在糖尿病分级管理中起着不可或缺和无法替代的作用。但是迄今为止，在我国绝大多数的医院中还没有专职的糖尿病教育护士岗位及相应配套的资质及待遇。这与我国有1.3亿的糖尿病患者的现状很不协调，不利于提高糖尿病教育管理的质量和降低糖尿病致残率和死亡率，也不利于减轻患者及其家庭和国家的经济负担。

我国糖尿病专科护理与管理缺乏很好的教材。目前的糖尿病专科护士培训采取的大多是自编讲义，这些讲义多数是糖尿病专科医师所写，有限的专科护士参与了编写。由于这些讲义采取讲座稿的汇编方式，兼课老师来自不同的专业，如糖尿病专科医师、内科医师、眼科医师、营养师、理疗师、糖尿病教育护师等，教师之间缺乏沟通，教材、讲义大多缺乏系统性和规范化。因此，面对我国日益增多的糖尿病患者和数量有限的糖尿病专科护士，我们特别需要糖尿病护理与教育管理方面的参考书。

战略支援部队特色医学中心（原解放军306医院，下文称"中心"）糖尿病中心是全军唯一的糖尿病专病诊治中心和糖尿病教育护士培训基地。"中心"在糖尿病并发症筛查与防治、糖尿病教育管理、糖尿病足与周围血管病诊治，以及糖尿病心理学干预等方面有着丰富的临床实践，承担过多项国家和军队的科研课题，荣获过国家和军队的多项奖项。作为全军糖尿病教育护士培训基地，"中心"护理部已经为军内外医院培训糖尿病教育护士数百名，取得了很好的成效，为糖尿病防治工作做出了贡献。

由于时间关系，我还不能非常精细地阅读这本《糖尿病护理与教育管理》。但是浏览这本书后，我认为该书有几个特点：

一是确如书名所述，内容着重介绍了糖尿病护理和教育管理。作者大多是有丰富临床经验的糖尿病教育护士，其中一些编者曾在澳大利亚悉尼大学和香港的糖尿病中心接受过专业培训。主编程玉霞主任不仅是护理部主任，更是担任过多年全军糖尿病诊治中心的护士长，有着丰富的临床经验和糖尿病教育管理实践。主编王爱红主任是现任的内分泌科主任，从事糖尿病临床工作20余年，具有硕士、博士学位，曾经在悉尼大学进修。两位主任及其团队非常专业，既了解糖尿病教育管理的重要性和存在的难点和重点，又洞悉国内外糖尿病教育管理和糖尿病临床的进展。所论所著，都言之有物，贴近实际。

二是该书比较系统、全面，不仅讨论糖尿病的护理问题，还介绍了糖尿病的病因、病理生理、临床诊治方法和实验室检查等。读者不仅可以了解糖尿病的一般治疗和护理，还可以全面了解糖尿病并发症和并存情况（如合并高血压、冠心病等）的护理。所以该书同样适合医生和其他科室护士阅读参考，尤其适合基层医护人员学习和参考。

三是该书引用参考文献时注重引用国内的文献，这不仅是对国内糖尿病学者的尊重，还更方便广大读者直接阅读原始文献。

四是该书着重介绍了一些新的治疗方法，如动态血糖监测、胰岛素泵治疗时的护理和一些新的治疗理念（如 TIR 概念）等。

感谢两位主编给了我机会先睹为快，阅读了这本《糖尿病护理与教育管理》。感谢编者们为我国的糖尿病医生、护士，尤其是糖尿病专科护理人员（即糖尿病教育护士），编写了这本专业参考书。我相信，广大的糖尿病专科医务人员，特别是护理人员会与我一样，在阅读该书的过程中获益甚多。我也相信，作者在编写此书的过程中已经有明显的专业进步。我更相信，该书的出版最终是有利于广大的糖尿病患者、提高医疗护理质量的。

在此，我向该书编者和编辑致敬，感谢他们的辛勤劳动，为我们医务人员和广大糖尿病患者做了一件实实在在的好事。

许樟荣

目　录

第一章   糖尿病概况

要点提示

- 我国 18 岁及以上人群中，糖尿病患病率逐年增加，2017 年已达 12.8%。
- 2017 年我国肥胖人群和 60 岁以上人群的糖尿病患病率，分别是 2013 年的 1.8 倍和 2.3 倍。
- 我国糖尿病患者知晓率为 43.3%，治疗率和控制率为 49%，民族、地区和城镇间存在较大差异。
- 我国成人糖尿病以 2 型糖尿病为主，空腹血糖、随机血糖或 OGTT2 小时血糖是糖尿病诊断的主要依据。
- 针对高危人群进行糖尿病筛查，有助于早期发现糖尿病。
- 规范化的糖尿病专科护理、糖尿病患者教育和自我管理可提高患者的生活质量，改善临床结局。

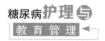

第一节 糖尿病流行病学

一、我国糖尿病的流行病学演变

40多年来，我国成年人糖尿病患病率显著上升。1980年全国14个省市30万人的流行病学资料显示，糖尿病的患病率为0.67%。1994—1995年，全国19省市21万人的流行病学调查显示，25～64岁的糖尿病患病率为2.28%，糖耐量异常（IGT）患病率为2.12%。2002年，中国居民营养与健康状况调查中也同时进行了糖尿病流行情况调查，以空腹血糖 > 5.5 mmol/L 作为筛选指标，高于此水平的人做口服葡萄糖耐量试验（OGTT）。结果显示，在18岁以上的人群中，城市人口的糖尿病患病率为4.5%，农村为1.8%。2007—2008年，中华医学会糖尿病学分会组织全国14个省市开展了糖尿病流行病学调查，我国20岁及以上成人糖尿病患病率为9.7%。2010年，中国疾病预防控制中心和中华医学会内分泌学分会调查了中国18岁及以上人群糖尿病的患病情况，显示糖尿病患病率为9.7%。2013年，我国慢性病及其危险因素监测显示，18岁及以上人群糖尿病患病率为10.4%。2015—2017年，全国甲状腺疾病、碘营养和糖尿病全国流行病学调查（TIDE项目）纳入我国31个省市自治区75 880名18岁及以上成人数据，根据2018年美国糖尿病协会（ADA）诊断标准，我国成年人糖尿病患病率为12.8%，估计糖尿病患者总数为1.298亿（男性为7040万，女性为5940万）。

二、我国糖尿病流行特点

1. 以 2 型糖尿病为主，1 型糖尿病及其他类型糖尿病少见。

2. 2015—2017 年全国调查中，成年人糖尿病患病率为 12.8%，已诊断糖尿病患病率为 6.0%，新诊断糖尿病患病率为 6.8%，糖尿病前期患病率为 35.2%。

3. 糖尿病患病率随年龄升高而升高，在 ≥ 50 岁的人中尤其明显：50 ～ 59 岁、60 ～ 69 岁、≥ 70 岁的人中，糖尿病患病率分别为 21.1%、28.8% 和 31.8%。

4. 糖尿病患病率，男性高于女性，男性为 13.7%，女性为 11.8%。

5. 各省市自治区和各民族间的糖尿病患病率存在较大差异。2015—2017 年全国调查中，贵州省糖尿病患病率最低（6.2%），内蒙古自治区患病率最高（19.9%）；汉族糖尿病患病率最高（12.8%），其次为维吾尔族（11.5%）、壮族（11.4%）、藏族（6.5%）和回族（6.3%）。

6. 我国糖尿病患者知晓率为 43.3%，治疗率为 49.0%，控制率为 49.4%。农村知晓率和控制率均明显低于城市。

7. 按体重指数（BMI）分层显示，BMI < 25 的糖尿病患病率为 10.0%，25 ≤ BMI < 30 的糖尿病患病率为 15.6%，BMI ≥ 30 的糖尿病患病率为 23.0%。

三、我国糖尿病流行的可能影响因素

（一）城市化

随着经济的发展，我国的城市化进程明显加快，城镇人口占全国人口比例从 2000 年的 34% 上升到 2019 年的 60%。城市化导致人们生活方式改变，体力活动明显减少，生活节奏的加快也使得人们长期处于应激状态，这都与糖尿病的发生密切相关。

（二）老龄化

我国 60 岁以上老年人的比例逐年增加，从 2000 年的 10% 增加到 2019 年的 18%。在 2008 年、2013 年和 2017 年的调查中，60 岁以上老年人的糖尿病患病率均在 20% 以上。

（三）超重、肥胖者患病率增加

《中国居民营养与慢性病状况报告（2020 年）》显示，目前我国成年居民超重、肥胖率超过 50%，18 岁及以上居民，男性和女性的平均体重分别为 69.6 kg 和 59 kg，与 2015 年发布结果相比，分别增加 3.4 kg 和 1.7 kg。城乡各年龄组居民超重、肥胖率继续上升，18 岁及以上居民超重率和肥胖率分别为 34.3% 和 16.4%；6 ～ 17 岁儿童青少年超重率和肥胖率分别为 11.1% 和 7.9%；6 岁以下儿童超重率和肥胖率分别为 6.8% 和 3.6%。专家分析，能量摄入和能量支出不平衡是导致个体超重、肥胖的直接原因。

（四）中国人的遗传易感性

2 型糖尿病的遗传易感性存在着种族差异。与高加索人比较，在调整性别、年龄和 BMI 后，亚裔人糖尿病的患病风险增加 60%。在发达国家及地区居住的华人糖尿病的患病率显著高于高加索人。目前全球已经定位超过 100 个 2 型糖尿病易感位点，其中仅 30% 在中国人群中得到验证。此外，在中国人群中发现 PAX4、NOS1AP 等多个 2 型糖尿病易感基因，这些基因可使中国人 2 型糖尿病患病风险增加达 5% ～ 25%。与中国人 2 型糖尿病显著相关的 40 个易感位点构建的遗传评分模型可应用于预测中国人 2 型糖尿病的发生，且主要与胰岛 β 细胞功能衰退有关。

第二节 糖尿病的诊断与分型

一、糖尿病的诊断

糖尿病的临床诊断应依据静脉血浆血糖，而不是毛细血管血糖检测结果。若无特殊提示，文中所提到的血糖均为静脉血浆葡萄糖水平值。

目前，我国糖代谢状态分类采用的是国际通用 1999 年的 WHO（世界卫生组织）标准（表 1–1）。2020 版《中国 2 型糖尿病防治指南》对糖尿病诊断进行了更新，将糖化血红蛋白（HbA1c）纳入到糖尿病诊断标准，表 1–2 所示（待发表）。

表 1–1　糖代谢状态分类（WHO 1999）

糖代谢分类	静脉血浆葡萄糖 /（mmol/L）	
	空腹血糖（FPG）	糖负荷后 2 小时血糖（2hPPG）
正常血糖（NGR）	< 6.1	< 7.8
空腹血糖受损（IFG）	≥ 6.1，< 7.0	< 7.8
糖耐量异常（IGT）	< 7.0	≥ 7.8，< 11.1
糖尿病（DM）	≥ 7.0	≥ 11.1

注：IFG 和 IGT 统称为糖调节受损，也称糖尿病前期。

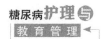
表 1-2　糖尿病的诊断标准

诊断标准	静脉血浆葡萄糖和 HbA1c
（1）典型糖尿病症状（烦渴多饮、多尿、多食、不明原因的体重下降）	
加上随机血糖或加上	≥ 11.1 mmol/L
（2）空腹血糖或加上	≥ 7.0 mmol/L
（3）OGTT2 小时血糖或以上	≥ 11.1 mmol/L
（4）HbA1c	≥ 6.5%
无典型糖尿病症状者，需改日复查确认	

注：空腹状态，指至少 8 小时没有进食能量；随机血糖，指不考虑上次用餐时间，一天中任意时间的血糖，不能用来诊断空腹血糖异常或糖耐量异常。

空腹血糖或 OGTT2 小时血糖可单独用于流行病学调查或人群筛查。如 OGTT 目的是用于明确糖代谢状态时，仅需检测空腹和糖负荷后 2 小时的血糖。我国资料显示，仅查空腹血糖则糖尿病的漏诊率较高，理想的检测是同时检查空腹血糖及 OGTT2 小时血糖。OGTT 其他时间点的血糖不作为诊断标准。建议已达到糖调节受损的人群，应行 OGTT 检查，以提高糖尿病的诊断率。

急性感染、创伤或其他应激情况下可出现暂时性血糖增高，若没有明确的糖尿病病史，就临床诊断而言不能以此时的血糖值诊断糖尿病，需在应激消除后复查，再确定糖代谢状态，检测 HbA1c 有助于诊断。

二、糖尿病的分型

目前仍采用 1999 年的 WHO 的糖尿病病因学分型体系，根据病因学证据将糖尿病分为 4 大类，即 1 型糖尿病、2 型糖尿病、妊娠期糖尿病（GDM）和特殊类型糖尿病（表 1-3）。

表 1-3　糖尿病病因学分型（1999 年 WHO 的分型体系）

类型	种类
1 型糖尿病（β 细胞毁坏，常导致胰岛素绝对不足）	1. 免疫介导性 1 型糖尿病 2. 特发性 1 型糖尿病
2 型糖尿病（胰岛素抵抗和 / 或胰岛素分泌障碍）	
妊娠期糖尿病（妊娠期发现的糖尿病，不排除妊娠前原有糖耐量异常而未被确认者）	
特殊类型糖尿病	1. 胰岛 β 细胞功能遗传性缺陷，如 MODY、线粒体 DNA 突变等 2. 胰岛素作用遗传性缺陷：A 型胰岛素抵抗、矮妖精貌综合征、脂肪萎缩性糖尿病等 3. 胰腺外分泌疾病，如胰腺炎、胰腺肿瘤、胰腺外伤或者胰腺切除等 4. 内分泌疾病，如库欣综合征、胰高糖素瘤、嗜铬细胞瘤等 5. 药物或化学品所致的糖尿病：烟酸、糖皮质激素、甲状腺激素等 6. 感染：先天性风疹、巨细胞病毒感染等 7. 不常见的免疫介导性糖尿病，如胰岛素自身免疫综合征、僵人综合征等 8. 其他与糖尿病相关的遗传综合征，如强直性肌营养不良、卟啉病等

注：MODY（Maturity-onset diabetes of the young），青少年的成人起病型糖尿病。

1 型糖尿病、2 型糖尿病和妊娠期糖尿病为临床常见类型。1 型糖尿病病因和发病机制尚不清楚，其显著的病理学和病理生理学特征是胰岛 β 细胞数量显著减少和消失所导致的胰岛素分泌显著下降或缺失；2 型糖尿病的病因和发病机制目前亦不明确，其显著的病理生理学特征为胰岛素调控葡萄糖代谢能力的下降（胰岛素抵抗），伴随胰岛 β 细胞功能缺陷所导致的胰岛素分泌减少（或相对减少）；特殊类型糖尿病是病因学相对明确的糖尿病，随着对糖尿病发病机制研究的深入，特殊类型糖尿病的种类会逐渐增加。

（一）1 型和 2 型糖尿病的主要鉴别点（表 1-4）

血糖水平不能区分 1 型还是 2 型糖尿病，即使是被视为 1 型糖尿病典型特征的糖尿病酮症酸中毒（DKA）在 2 型糖尿病也会出现，尤其在患者起病初期进行分型的确很困难。目前诊断 1 型糖尿病主要根据的是临床特征，如果不确定分型，可先做一个临时性分型以指导治疗，然后依据对治疗的反应和随访观察其临床表现，再重新评估、分型。

表 1-4　1 型和 2 型糖尿病主要鉴别要点

鉴别要点	1 型糖尿病	2 型糖尿病
年龄	多见于小儿及青少年	多见于中老年人
起病特点	起病急，症状明显	起病缓慢，常无症状
酮症	常见	少见
临床特点	体重下降、多尿、烦渴、多饮	肥胖，具有家族史、种族性倾向

续表

鉴别要点	1 型糖尿病	2 型糖尿病
胰岛素及 C 肽	低 / 缺乏，服糖刺激后分泌仍呈低平曲线	相对降低，糖刺激后呈延迟释放；肥胖患者空腹及糖刺激后胰岛素水平可高于正常人，但比相同体重的非糖尿病肥胖者低
抗体	谷氨酸脱羧酶抗体（GADA）阳性（最具特征）胰岛细胞抗体（ICA）阳性、胰岛素自身抗体（IAA）阳性	ICA 常呈阴性
治疗	胰岛素	生活方式、口服降糖药或注射胰岛素
遗传因素	重要诱因，HLA（同种白细胞抗体）某些抗原阳性率增加	重要诱因，但 HLA 为阴性
相关自身免疫性疾病	有	无

（二）妊娠期糖尿病

妊娠期糖尿病是指妊娠期间首次发生不同程度的糖代谢异常，但血糖未达到显性糖尿病的水平，通常发生在妊娠中晚期，占孕期糖尿病的 80% ～ 90%。指南采用标准：5.1 mmol/L ≤ 空腹血糖 < 7.0 mmol/L，OGTT 1 小时血糖 ≥ 10.0 mmol/L，8.5 mmol/L ≤ OGTT 2 小时血糖 < 11.1 mmol/L，上述血糖值之一达标即诊断妊娠期糖尿病。但孕早期单纯空腹血糖 > 5.1 mmol/L 不能诊断妊娠期糖尿病，需要随访。

妊娠期显性糖尿病，也称妊娠期间的糖尿病，指孕期任何时间被发现且达到非孕人群糖尿病诊断标准：空腹血糖 ≥ 7.0 mmol/L 或 OGTT 2 小时血糖 ≥ 11.1 mmol/L，或随机血糖 ≥ 11.1 mmol/L。

孕前糖尿病（PGDM）是指孕前确诊的 1 型、2 型或特殊类型糖尿病。

孕期高血糖危险人群包括：有妊娠期糖尿病史、巨大儿分娩史、肥胖、多囊卵巢综合征（PCOS）、一级亲属患糖尿病、早孕期空腹尿糖阳性者和无明显原因的多次自然流产史、胎儿畸形史及死胎史、新生儿呼吸窘迫综合征分娩史者等。第一次产检即应筛查血糖，如果空腹血糖 ≥ 7.0 mmol/L 和 / 或随机血糖 ≥ 11.1 mmol/L，或 OGTT 2 小时血糖 ≥ 11.1 mmol/L，无三多一少症状者不同日（应在 2 周内）重复测定，可诊断妊娠期显性糖尿病。具有妊娠期糖尿病高危因素，如第一次产检评价血糖正常，则于孕 24 ～ 28 周进行 OGTT，必要时孕晚期再次评价。对于非高危人群，则建议所有未曾评价血糖的孕妇于妊娠 24 ～ 28 周进行 OGTT 评价糖代谢状态。

所有类型的妊娠期糖尿病血糖控制目标为：空腹血糖 < 5.3 mmol/L、餐后 1 小时血糖 < 7.8 mmol/L；餐后 2 小时血糖 < 6.7 mmol/L。注意：孕期血糖控制必须避免低血糖。1 型糖尿病低血糖风险最高，其次为 2 型糖尿病和妊娠期显性糖尿病，妊娠期糖尿病低血糖最少。孕期血糖 < 4.0 mmol/L 为血糖偏低，需调整治疗方案；血糖 < 3.0 mmol/L 时必须给予即刻处理。

第三节　糖尿病高危人群筛查与教育管理

一、糖尿病高危人群筛查

（一）成年人（＞18岁）中的糖尿病高危人群

1. 年龄≥40岁。

2. 有糖尿病前期（IGT、IFG或两者同时存在）史。

3. 超重（BMI≥24）或肥胖（BMI≥28）和/或中心型肥胖（男性腰围≥90 cm，女性腰围≥85 cm）。

4. 有久坐的生活习惯。

5. 一级亲属中有2型糖尿病患者。

6. 有妊娠期糖尿病史的女性。

7. 高血压（收缩压≥140 mmHg和/或舒张压≥90 mmHg），或正在接受降压治疗。

8. 血脂异常［高密度脂蛋白胆固醇（HDL-C）≤0.91 mmol/L和/或甘油三酯（TG）≥2.22 mmol/L］，或正在接受调脂治疗。

9. 有动脉粥样硬化性心血管疾病（ASCVD）患者。

10. 有一过性类固醇糖尿病病史者。

11. 多囊卵巢综合征患者或伴有与胰岛素抵抗相关的疾病，如黑棘皮病等。

12. 长期接受抗精神病药物、抗抑郁药物治疗和他汀类药物治疗的患者。

在上述各项中，糖尿病前期人群及中心性肥胖是2型糖尿病

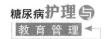

最重要的高危人群，其中 IGT 人群每年有 6% ～ 10% 的个体进展为 2 型糖尿病。

（二）儿童和青少年中的糖尿病高危人群

在儿童和青少年（≤ 18 岁）中，超重（BMI 大于相应年龄、性别的第 85 百分位）或肥胖（BMI 大于相应年龄、性别的第 95 百分位），且合并下列任何一个危险因素者为高危人群：

1. 一级或二级亲属中有 2 型糖尿病患者。

2. 存在与胰岛素抵抗相关的临床疾病，如黑棘皮病、高血压、血脂异常、多囊卵巢综合征、出生体重小于胎龄者。

3. 母亲怀孕时有糖尿病史或被诊断为妊娠期糖尿病。

（三）糖尿病筛查的年龄和频率

对于成年人的糖尿病高危人群，宜及早开始进行糖尿病筛查。对于儿童和青少年的糖尿病高危人群，宜从 10 岁开始，但青春期提前的个体（女生在 8 岁前，男性在 9 岁前出现第二性征发育）则推荐从青春期开始。首次筛查结果正常者，宜每 3 年至少重复筛查一次。

（四）糖尿病筛查的方法

对于具有至少一项危险因素的高危人群，应进一步进行空腹血糖或任意点血糖筛查。其中空腹血糖筛查是简单、易行的方法，宜作为常规的筛查方法，但有漏诊的可能性。如果空腹血糖 ≥ 6.1 mmol/L 或任意点血糖 ≥ 7.8 mmol/L 时，建议行 OGTT，同时检测空腹血糖和 OGTT 2 小时血糖。

二、糖尿病护理与教育管理

糖尿病是一种长期慢性疾病，患者日常行为和自我管理能力是糖尿病控制与否的关键之一。糖尿病管理教育不仅可以促进糖尿病患者科学控糖，达到预防慢性并发症、提高患者生活质量和延长寿命的目的，还可以提高普通人群对糖尿病防治的知晓率和参与率，倡导合理膳食、控制体重、适量运动、限盐、控烟、限酒、心理平衡的健康生活方式，提高社区人群的糖尿病防治意识。因此，在规范化的专科糖尿病教育护士培养基础上，为患者提供糖尿病自我管理教育尤为重要。糖尿病的教育和管理应该是长期和及时的，特别是当血糖控制较差和需要调整治疗方案时，或因出现并发症需要进行胰岛素治疗时，必须给予具体的教育和指导。教育和管理应尽可能标准化和结构化，并结合患者反馈及时做出调整。

此外，糖尿病护理与教育管理应重视多学科合作，由糖尿病专科护士、营养师、糖尿病足治疗师、心理科医生、社工、家人建立一个护理团队，为糖尿病患者提供医疗、护理及心理等多方面的支持，使糖尿病护理与教育管理向系统化、整体化的方向发展。

参考文献

[1] 纪立农. 中国 2 型糖尿病防治措施的临床证据链，建立基于中国人群证据的糖尿病防治指南——纪念第 1 版《2 型糖尿病防治指南》发布 10 周年 [J]. 中国糖尿病杂志，2014，22（1）：1-4.

[2] WANG L，GAO P，ZHANG M，et al. Prevalence and Ethnic Pattern of Diabetes and Prediabetes in China in 2013[J]. JAMA，2017，317（24）：

2515–2523.

［3］LI Y，TENG D，SHI X，et al. Prevalence of diabetes recorded in mainland China using 2018 diagnostic criteria from the American Diabetes Association：national cross sectional study. BMJ. 2020，369：m997.

［4］国家统计局，中华人民共和国 2019 年国民经济和社会发展统计公报 [EB/OL].（2020–02–28）[2020–06–29].

［5］国家卫生计生委疾病预防控制局 . 中国居民营养与慢性病状况报告（2015 年）[M]. 北京：人民卫生出版社，2015.

［6］YAN J，PENG D，JIANG F，et al. Impaired pancreatic beta cell compensatory function is the main cause of type 2 diabetes in individuals with high genetic risk：a 9 year prospective cohort study in the Chinese population[J]. Diabetologia，2016，59（7）：1458–1462.

［7］ALBERTI K G，ZIMMET P Z，DEFINITION.diagnosis and classification of diabetes mellitus and its complications. Part 1：diagnosis and classification of diabetes mellitus provisional report of a WHO consultation[J]. Diabet Med，1998，15（7）：539–553.

［8］World Health Orgnization. Definition and diagnosis of diabetes mellitus and intermediate hyperglycemia：report of a WHO/IDF consultation，2006[M]. Geneva：WHO Document Production Services，2006.

［9］中华人民共和国卫生部 . 中华人民共和国卫生行业标准 WS 397–2012 糖尿病筛查和诊断（2012–09–27）[2020–06–29].

［10］中华医学会内分泌学分会 . 中国成人 2 型糖尿病预防的专家共识 [J]. 中华内分泌代谢杂志，2014，30（4）：277–283.

第二章　糖尿病患者的医学营养指导

要点提示

- 糖尿病饮食治疗是糖尿病治疗的基础，饮食治疗的目的是希望通过平衡膳食使血糖控制达标，同时改善整体的健康状况，保证儿童、青少年的生长发育和妊娠或哺乳期女性的代谢需求。
- 饮食治疗的原则是合理控制总能量、平衡膳食、少食多餐、定时定量。
- 饮食治疗方案要个体化，切忌禁食、偏食等措施，应根据患者的实际情况选择合适的饮食治疗方案。

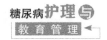

第一节　医学营养治疗概述

医学营养治疗（Medical Nutrition Therapy，MNT）是糖尿病治疗"五驾马车"中的基础和重要组成部分，包括对患者进行个体化营养评估、营养诊断、制定相应营养干预计划，并在一定时期内实施及监测。主要通过调整饮食总能量、饮食结构及餐次分配比例来干预，不必特别限制食物的类别，关键在于正确选择食物的种类和进食量。良好的效果体现在血糖控制，有助于维持理想体重并预防营养不良的发生，是糖尿病及其并发症的预防、治疗、自我管理及教育的重要组成部分，且与患者的日常生活联系紧密，是患者非常关注的治疗方式。

参考美国糖尿病学会、《中国居民膳食指南（2016）》及《中国糖尿病医学营养治疗指南（2015）》的要求，确定糖尿病医学营养治疗的目标：

1.维持健康体重：超重和肥胖患者减重的目标是 3～6 个月减轻体重的 5%～10%。消瘦者应通过合理的营养计划达到并长期维持理想体重。

2.给予营养均衡的膳食，满足患者对微量营养素的需求。

3.达到并维持理想的血糖水平，降低 HbA1c 水平。

4.减少心血管疾病的危险因素，包括控制血脂异常和高血压。

营养素是食物中含有的能维持人体生命与健康，保证人体生长发育、活动和生产劳动的物质的总称。人体所必需的营养素有蛋白质、脂肪、糖、无机盐（矿物质）、维生素、水和膳食纤维等 7 类，糖尿病患者每日的饮食结构可遵循中国居民膳食宝塔的饮食原则（图 2-1）。

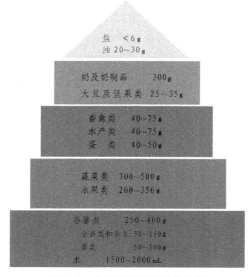

图 2-1　中国居民平衡膳食宝塔

一、碳水化合物

　　膳食中的碳水化合物是最主要和最经济的能量获取来源。它有着提供和储存能量、维持大脑功能、参与细胞组成和活动、调节脂肪代谢、抗生酮等作用。因人体所摄入的碳水化合物在体内经消化后，终以葡萄糖或其他单糖的形式参与代谢，亦称之为糖类，故对碳水化合物的数量、质量的控制是血糖控制的关键环节。建议这类食物每日提供的能量占总能量的 50% ～ 60%。

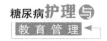

二、蛋白质

蛋白质是维持生命不可缺少的物质。人体组织、器官由细胞构成，细胞结构的主要成分为蛋白质。机体的生长、组织的修复、各种酶和激素对体内生化反应的调节、抵御疾病的抗体的组成、维持渗透压等，都是蛋白质在起作用。蛋白质来源应以优质动物蛋白为主，必要时可补充复方 α- 酮酸制剂。肾功能正常的糖尿病患者，每日供能占总能量的 15% ~ 20%。推荐摄入范围内，单纯增加蛋白质不易引起血糖升高，但可能增加胰岛素分泌。

三、脂肪

脂肪是储存和供给能量的主要营养素。每克脂肪所提供的能量为同等重量碳水化合物或蛋白质的 2 倍。它的主要作用是构成机体细胞膜、神经组织、激素；保暖隔热；保护内脏、关节；促进脂溶性维生素的吸收。建议每日脂肪供能占总能量的 20% ~ 30%。其中，单不饱和脂肪酸是较好的膳食脂肪酸来源，在总脂肪摄入中的供能比达到 10% ~ 20%。同时还应控制膳食中胆固醇的过多摄入。

四、膳食纤维

膳食纤维可分为可溶性膳食纤维和非可溶性膳食纤维，前者包括部分半纤维素、果胶和树胶等，后者包括纤维素、木质素等。豆类、富含膳食纤维的谷物类（每份食物 ≥ 5 g 膳食纤维）、水果、蔬菜和全谷物食物均为膳食纤维的良好来源。建议糖尿病患者达到膳食纤维每日推荐摄入量，即 10 ~ 14 g/1000 kcal。

五、钠

食盐摄入量限制在每天 6 g 以内，每日钠摄入量不超过 2000 mg，合并高血压患者更应严格限制盐的摄入量。同时应限制摄入含钠高的调味品或食物，如味精、酱油、调味酱、腌制品、盐浸等加工食品等。

六、微量营养素

糖尿病患者容易缺乏 B 族维生素、维生素 C、维生素 D，以及铬、锌、硒、镁、铁、锰等多种微量营养素，可根据营养评估结果适量补充。长期服用二甲双胍者应预防维生素 B_{12} 缺乏。不建议长期大量补充维生素 E、维生素 C 及胡萝卜素等具有抗氧化作用的制剂，因为其长期安全性仍待验证。

七、水

部分糖尿病患者因为"多尿"导致水分丢失，使糖尿病患者感到口渴，产生"多饮"的行为。如果糖尿病患者尿量排出过多而不能及时、足量地补充水分，体内失水达到10%时，就会感到口渴、心悸、乏力、血糖上升；如果失水达到20%，就会出现烦躁、谵妄、昏迷、血压下降，甚至危及生命。糖尿病患者在平时不口渴的时候，也要适量饮水，尤其是老年糖尿病患者。

第二节　制定饮食治疗方案的原则

不同的膳食干预模式要求在专业人员的指导下，结合患者的代谢目标和个人喜好（如风俗、文化、宗教、健康理念、经济状况等），设计个体化的饮食治疗方案。具体方案制定需要遵循下列原则：

1. 每天摄入多少能量的食物需要根据血糖水平、并发症情况、劳动强度和活动量大小、体型胖瘦及年龄、性别、生长发育情况等多种因素制定并随时调整；超重或肥胖的糖尿病患者应减轻体重，不推荐 2 型糖尿病患者长期接受极低能量（＜ 800 kcal/d）的营养治疗。

2. 营养平衡：每天需要进食六类食物以避免营养素的过剩或缺乏。

3. 注意 GI 和 GL 对餐后血糖的影响：摄入的 GI 高、进食量大均对血糖有影响。

4. 制定的饮食方案可执行性强：饮食方案要尽量符合患者的饮食习惯。

一、评估

（一）判断体型

1. 判断体型的指标

可根据身高、体重计算 BMI 判断体型。BMI 的计算公式为：体重（kg）÷ 身高（m）^{2}。

我国判断体型的标准：

正常：BMI 为 18.5 ～ 23.9；超重：BMI 为 24 ～ 27.9；肥胖：BMI ≥ 28；消瘦：BMI ＜ 18.5。

举例：李先生身高 170 cm，体重 65 kg，他的 BMI 为 22.5（65 ÷ 1.7^2），属于正常。

2. 计算标准体重

男性标准体重为：身高（cm）–105。

女性标准体重为：身高（cm）–100。

无论男性和女性，体重在标准体重 ±10%，为正常体重；体重在标准体重的 10%～20%，为体重过重；体重在标准体重的 –20%～–10%，为体重过轻；体重高于标准体重的 20%，为肥胖；体重低于标准体重的 20%，为体重不足。

还是以李先生为例，李先生的标准体重为：65 kg（170–105）。

（二）判断劳动强度

根据患者职业工作时间分配，判定劳动强度分级（表 2-1），根据体力劳动强度确定每日供给能量标准以男性（18～44 岁）为例说明如表 2-2 所示。

表 2-1　劳动强度分级标准及推荐摄入能量（RNI）

劳动强度分级	职业工作时间分配	工作内容举例	RNI/kcal 以男性（18～44 岁）为例说明
轻	75% 的时间坐或站立 25% 的时间站着活动	办公室工作、修理电器钟表、售货员、酒店服务员、化学试验操作、讲课等	2400
中	25% 的时间坐或站立 75% 的时间特殊活动	学生日常活动、机动车驾驶、电工安装、车床操作、金工切割等	2700
重	40% 的时间坐或站立 60% 时间特殊职业活动	非机械化农业劳动、炼钢、舞蹈、体育运动、装卸、采矿等	3200

注：参考 2000 年中国营养学会 DRIs 中的建议。

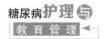

表2-2 劳动强度、体重和所需能量的关系

单位：kcal/kg（标准体重）

劳动强度	消瘦	正常	肥胖
卧床休息	20~25	15~20	15
轻度体力劳动	35	30	20~25
中度体力劳动	40	35	30
重度体力劳动	40~45	40	35

二、制定目标

严格按照饮食治疗原则制定方案，综合评估后制定个体化目标。《中国糖尿病医学营养治疗指南》中建议的医学营养治疗目标是：在保证成年患者正常生活和儿童、青少年患者正常发育的前提下，纠正已经发生的代谢紊乱，减轻胰岛 β 细胞负担，尽量达到并维持合理体重，从而延缓糖尿病并发症的发生、发展，提高患者的生活质量。不同类型的糖尿病患者，如1型糖尿病、2型糖尿病、妊娠期糖尿病等，应实现不同的饮食治疗目标。

三、方案实施

根据评估内容及预期目标制定个体化饮食方案

1.计算每日总能量公式：标准体重（kg）× 劳动强度所需能量（kcal/kg）

还是以李先生为例，他是办公室人员，那么李先生的每日总能量为：65×30=1950（kcal）。

2.确定每日进食食物的种类并合理分配。

22

四、评价

根据设定目标，评价时间范围内目标完成情况。

五、注意事项

（一）戒烟

吸烟与肿瘤、糖尿病、糖尿病大血管病变、糖尿病微血管病变、过早死亡的风险增加相关。应劝告吸烟的糖尿病患者停止吸烟或停用烟草类制品，减少被动吸烟，对患者吸烟状况及尼古丁依赖程度进行评估，必要时加用药物等帮助戒烟。

（二）饮酒

原则上不推荐糖尿病患者饮酒。若需饮酒应计算酒精中所含的总能量。女性一天饮酒的酒精量不超过 15 g，男性不超过 25 g。每周不超过 2 次。饮酒后应扣除相应能量的主食，应警惕酒精可能诱发的低血糖，避免空腹饮酒。

（三）有糖尿病并发症的患者在饮食上需要注意的事项

1.合并心脑血管病的患者，饮食要清淡，要特别注意低盐、低脂，禁止饮酒。

2.合并肾病的患者，宜选择能量高而蛋白质含量低的主食，如红薯、山药等，并选择低钾、高钙的食物。蛋白质摄入以优质动物蛋白为主，限制豆类中的植物蛋白。有显性蛋白尿的患者，蛋白质宜限制在每日 0.8 g/kg 以下；肾小球滤过率下降，推荐摄入量每日 0.6 g/kg；已开始透析的患者，蛋白摄入量可适当增加。

3.合并视网膜并发症的患者，切忌辛辣食品，如辣椒、生葱、生蒜。

（四）关于无糖食品

目前市场上在售的无糖食品并不是真正意义上的"无糖"食品。所谓"无糖"食品，国际通用的概念是："无糖"食品不能加入蔗糖和来自淀粉水解物的糖，包括葡萄糖、麦芽糖、果糖、淀粉糖浆、葡萄糖浆、半葡萄糖浆等。但是，它必须会有相应糖的替代物，一般采用糖醇或低聚糖等不升高血糖的蔗糖等甜味剂。故糖尿病患者不能随意食用"无糖"食品，在吃"无糖"食品时一定要将其产生的能量计算进一天所需要的主食量中，同时减去相应的主食量。此外，"无糖"食品并无治疗功效，不能替代糖尿病患者使用的降糖药物。

第三节　制定饮食治疗方案的具体方法

一、食物交换份法

食品交换份是将食物按照来源、性质分成四组八类：谷薯组（谷薯类）、菜果组（蔬菜类、水果类）、肉蛋组（大豆类、奶类、肉禽类）、油脂组（坚果类、油脂类）。同类食物在一定重量内所含的蛋白质、脂肪、碳水化合物和能量相似，可任意交换。食物交换份的好处是同类食物可以按"份"交换，便于了解和控制食物摄入的总能量，做到食品多样化。能产生为 90 kcal 能量的食物重量叫作 1 个交换份，规定每一份食物交换份所含能量均为 90 kcal（1 kcal=4.184 kJ）。如一份 35 g 馒头可以用一份 25 g 通心粉替代，因为它们均可产生 90 kcal 的能量，并且都属于谷薯类，营养成分基本相同。不同食物之间的交换如表 2–3 ～表 2–10 所示。

表 2-3 每一交换份食品的产能营养素含量

组别	食品类别	每份重量 /g	能量 /kcal	蛋白质 /g	脂肪 /g	碳水化合物 /g	主要营养素
谷薯组	1. 谷薯类	25	90	2.0	—	20.0	碳水化合物、膳食纤维
蔬果组	2. 蔬菜类	500	90	5.0	—	17.0	矿物质、维生素
	3. 水果类	200	90	1.0	—	21.0	膳食纤维
肉蛋组	4. 大豆类	25	90	9.0	4.0	4.0	蛋白质
	5. 奶类	160	90	5.0	5.0	6.0	蛋白质
	6. 肉蛋类	50	90	9.0	6.0		蛋白质
油脂组	7. 坚果类	15	90	4.0	7.0	2.0	脂肪
	8. 油脂类	10	90	—	10.0	—	脂肪

表 2-4 谷薯类食品的能量等值交换

食品名称	重量 /g	食品名称	重量 /g
大米、小米、糯米、薏米	25	干粉条、干莲子	25
高粱米、玉米楂	25	油条、油饼、苏打饼干	25
面粉、米粉、玉米面	25	烧饼、烙饼、馒头	35
混合面	25	咸面包、窝窝头	35
燕麦片、莜麦面	25	生面条、魔芋生面条	35
荞麦面、苦荞面	25	马铃薯	100
各种挂面、龙须面	25	湿粉皮	150
通心粉	25	鲜玉米（中等大小，带棒心）	200
绿豆、红豆、芸豆、干豌豆	25		

注：每份谷薯类食品提供蛋白质 2 g，碳水化合物 20 g，能量 90 kcal（376 kJ）。根茎类一律以净食部计算。

表 2-5 蔬菜类食品的能量等值交换

食品名称	重量 /g	食品名称	重量 /g
大白菜、圆白菜、菠菜、油菜	500	白萝卜、青椒、茭白、冬笋	400
韭菜、茴香、茼蒿	500	南瓜、菜花	350
芹菜、苤蓝、莴苣、油菜薹	500	鲜豇豆、扁豆、洋葱、蒜苗	250
西葫芦、西红柿、冬瓜、苦瓜	500	胡萝卜	200
黄瓜、茄子、丝瓜	500	山药、荸荠、藕、凉薯	150
芥蓝、瓢儿菜	500	慈菇、百合、芋头	100
蕹菜、苋菜、龙须菜	500	毛豆、鲜豌豆	70
绿豆芽、鲜蘑、水浸海带	500		

注：每份蔬菜类食品提供蛋白质 5 g，碳水化合物 17 g，能量 90 kcal（376 kJ）。每份蔬菜一律以净食部计算。

表 2-6 肉蛋类食品的能量等值交换

食品名称	重量 /g	食品名称	重量 /g
热火腿、香肠	20	鸡蛋（带壳）	60
肥瘦猪肉	25	鸭蛋、松花蛋（带壳）	60
熟叉烧肉（无糖）、午餐肉	35	鹌鹑蛋（带壳）	60
熟酱牛肉、熟酱鸭、大肉肠	35	鸡蛋清	150
瘦猪、牛、羊肉	50	带鱼	80
带骨排骨	50	草鱼、鲤鱼、甲鱼、比目鱼	80
鸭肉	50	大黄鱼、黑鲢、鲫鱼	80
鹅肉	50	对虾、青虾、鲜贝	80
兔肉	100	蟹肉、水发鱿鱼	100
鸡蛋粉	15	水发海参	350

注：每份肉蛋类食品提供蛋白质 9 g，脂肪 6 g，能量 90 kcal（376 kJ）。除蛋类为市品重量，其余一律以净食部计算。

表 2-7　大豆类食品的能量等值交换

食品名称	重量 /g	食品名称	重量 /g
腐竹	20	北豆腐	100
大豆	25	南豆腐（嫩豆腐）	150
大豆粉	25	豆浆	400
豆腐丝、千页豆腐、油豆腐	50		

注：每份大豆及其制品提供蛋白质 9 g，脂肪 4 g，碳水化合物 4 g，能量 90 kcal（376 kJ）。

表 2-8　奶类食品的能量等值交换

食品名称	重量 /g	食品名称	重量 /g
奶粉	20	牛奶	160
脱脂奶粉	25	羊奶	160
乳酪	25	无糖酸奶	130

注：每份奶类食品提供蛋白质 5 g，脂肪 5 g，碳水化合物 6 g，能量 90 kcal（376kJ）。

表 2-9　水果类食品的能量等值交换

食品名称	市品重量 /g	食品名称	市品重量 /g
柿子、香蕉、鲜荔枝	150	李子、杏	200
梨、桃、苹果	200	葡萄	200
橘子、橙子、柚子	200	草莓	300
猕猴桃	200	西瓜	500

注：每份水果提供蛋白质 1 g，碳水化合物 21 g，能量 90 kcal（376 kJ）。每份水果重量一律以市品部计算。

表 2-10　油脂类食品的能量等值交换

食品名称	重量 /g	食品名称	重量 /g
花生油、香油（1 汤匙）	10	猪油	10
玉米油、菜籽油（1 汤匙）	10	牛油	10
豆油（1 汤匙）	10	羊油	10
红花油（1 汤匙）	10	黄油	10

注：每份油脂类食品提供脂肪 10 g，能量 90 kcal（376 kJ）。

举例应用 1：患者，男性，56 岁，身高 170 cm，体重 85 kg，会计职业。患糖尿病 4 年，采用单纯饮食治疗，未出现明显并发症。计算每日所需总能量和食物交换份，并将每份分配至三餐之中（早餐 1/5 份，中晚餐各 2/5 份）。

第一步：计算标准体重，170 − 105=65（kg），标准体重应为 65 kg。

第二步：判断患者体型，BMI=29.4，为肥胖。

第三步：判断患者劳动强度，会计工作属轻体力劳动。

第四步：计算每日所需总能量。根据表 2-2 可知，每日应摄入能量标准为 20 ～ 25 kcal/kg。因此，每日所需总能量最低为（65×20）kcal，最高为（65×25）kcal，总能量为 1300 ～ 1625 kcal。

第五步：根据饮食习惯和嗜好选择并交换食物。根据表 2-3 可知，如果产生 90 kcal 能量的食物重量为 1 份，该患者每日应进食 14 ～ 18 份食物。一般情况下，每日应摄入主食 250 ～ 300 g、新鲜蔬菜 500 g 以上、牛奶 250 mL、鸡蛋 1 个、瘦肉 100 g、豆制品 50 ～ 100 g。

第六步：将 14 ～ 18 份食物安排在三餐之中，按照早餐 1/5

（3～4 份），中餐 2/5（6～7 份），晚餐 2/5（6～7 份）制定平衡膳食。（份数均采用四舍五入）

二、手掌法则

每个人的手掌是随着年龄、身高、体重变化的，每个人的手掌都可以作为衡量食物大小的工具。1 个拳头的生食物重量约为 150 g，每日主食控制在 4 份，即 4 个拳头大小的面包或馒头，或是 4 碗米饭（图 2-2）；双手食指与拇指圈起来的碗口衡量米饭碗的大小，每日副食正好覆盖两手掌的面积大小。50 g 的蛋白质类食物相当于掌心大小（图 2-3）；两指（食指和中指）并拢，与食指厚度相同，与两指的长度、宽度相同的瘦肉相当于 50 g 的量（图 2-4）；一手捧可容纳约 500 g 的蔬菜（含有 25 g 的碳水化合物）（图 2-5）；用油量为大拇指尖端，从指节至指尖（约 20 g，碳水化合物 0 g）（图 2-6）。

举例应用 2：计算出某患者一天进食碳水化合物为 240 g，我们可以指导患者吃淀粉类食物 4 个拳头大小的量（约 600 g，碳水化合物 136 g）；可进食两指瘦肉（约 50 g，碳水化合物 0 克）；蔬菜手捧（约 1000 g，碳水化合物 50 g）；奶 480 mL（碳水化合物 24 g）；水果 2 个拳头大小（约 300 g，碳水化合物 30 g）。这种用碳水化合物计数法结合手掌法的方法对于患者更易理解接受，可以提高其对饮食知识了解的兴趣及饮食治疗的依从性。

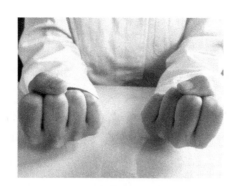

图 2-2　主食测量手掌法则

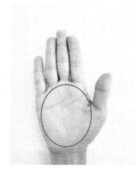

图 2-3　蛋白质测量手掌法则

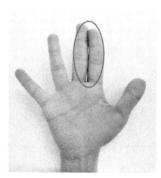

图 2-4　瘦肉测量手掌法则

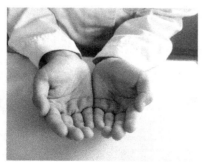

图 2-5　蔬菜测量手掌法则

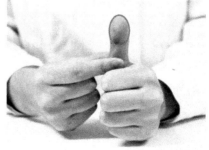

图 2-6　食用油测量手掌法则

三、血糖指数（GI）和血糖负荷（GL）

由于含等量碳水化合物的食物对血糖水平变化的影响是不同的，不同的富含碳水化合物食物的质量是不同的。FAO/WHO 专家建议以 GI 和血糖负荷 GL 为标准作为一种有益的工具，来帮助糖尿病患者选择适宜的碳水化合物（"糖类"）食物。

GI 最初由加拿大营养学家 Jenkins（20 世纪 80 年代）提出，是指摄入含 50 g 碳水化合物的食物后，在一定时间（一般是 2 小时）体内血糖反应水平，与摄入相当量的葡萄糖后血糖反应水平的百分比，反映食物与葡萄糖相比升高血糖的速度和能力。通常将葡萄糖的 GI 定为 100。一般 GI < 55 属于低 GI 食物；GI 为 55 ～ 70 属于中等 GI 食物；GI > 70 属于高 GI 食物。低 GI 食物的消化时间最长，食物中的"糖类"吸收入血最慢，升血糖能力最低。食用一定量的某种食物所引起的血糖反应不仅与该种食物所含"糖类"的质（升血糖能力）有关，和所含"糖类"量也有很大的关系。因此，有学者将摄入碳水化合物的"质"和"量"结合起来评估。

GL 是由 1997 年哈佛大学的 Salmeron 提出的，他将食物中的碳水化合物的质量和含量结合了起来，显示了进食一定重量的某种食物对血糖的影响。

GL= 食物 GI× 食物的实际可利用碳水化合物的含量（克）÷100。

GL < 10 为低 GL 食物；GL 为 10 ～ 20 属于中等 GL 食物；GL > 20 属于高 GL 食物。低 GL 食物表示对血糖影响不大。比如，西瓜的 GI 为 72（ > 70），属于高 GI 食物，每个单位西瓜中含有 6 g 碳水化合物，72×6÷100=4.3（＜10），属于低 GL 食物。由此可见，适当摄入西瓜并不会对血糖造成太大的影响，但如果患者非要一下吃下 1 kg 西瓜，这样将导致碳水化合物含量增加，那必然会造成血糖升高。

　　简而言之，糖尿病患者单纯以 GI 高低选择食物是不科学的，要评价某个食物对血糖的影响，还要了解该食物的 GL（表 2-11）。

表 2-11　常见食物的 GI 和 GL

食物名称		GI	GL
蔬菜类	胡萝卜	71	6.3
	南瓜	75	3.4
	山药	51	5.9
	蒸芋头（芋艿）	47.7	8.2
	洋葱	12.9	1.0
	鲜莲藕	48.6	7.4
豆类与豆制品	百合干	19.2	14.9
	豆腐干	23.7	2.5
	绿豆	27.2	15.1
	五香蚕豆	16.9	10.1
	扁豆	38	21.1
	黑豆	42	9.8
薯类	马铃薯	62	10.2
	甘薯（山芋）	54	12.5
	藕粉	32.6	30.3

续表

食物名称		GI	GL
水果类	牛油果	27	1
	柚子	25	2
	樱桃	22	2
	葡萄柚	25	2
	柠檬	34	2
	木瓜	25	2
	李子	24	2
	草莓	29	2
	阳桃	42	3
	香瓜	56	3
	鲜桃	28	3
	火龙果	25	3
	番石榴	31	3
	麝香香瓜	65	4
	苹果	36	4
	柳橙	31	4
	梨	36	4
	哈密瓜	56	4
	葡萄	43	4
	西瓜	72	4
	杏	57	4

续表

食物名称		GI	GL
水果类	奇异果	35	5
	柑橘	43	5
	蓝莓	34	5
	橙子	43	5
	杏（罐头）	64	5.3
	生香蕉	30	6
	猕猴桃	52	6
	菠萝	66	6
	杧果	55	6
	红柿	37	7
	凤梨	65	7
	龙眼	53	8
	熟香蕉	52	9
糖类	绵白糖	83.8	82.9
	麦芽糖	105	86.1
	蜂蜜	73	55.2
	巧克力	49	25.4

注：食物的生熟状态不同，对应的 GI 和 GL 也会有差异，请大家计算时看清食物状态。

第四节 膳食治疗模式

医学营养治疗是糖尿病的基础治疗措施，也是成本最低、简单有效的控制血糖、延缓并发症进展的治疗措施。目前，对于糖尿病的医学营养研究已从单一营养素的研究逐渐过渡到混合膳食模式的研究。2019 年 ADA 发表了糖尿病和糖尿病前期患者营养治疗的专家共识，介绍了地中海饮食、生酮饮食等。共识中强调：在某种饮食模式对某类人群更有益的证据出现之前，医护人员应该关注这些饮食模式中常见的关键因素：强调非淀粉类蔬菜的摄入，尽量减少食物中糖类的添加和精致谷物的摄入，尽可能选择全谷物而非高度加工的食品，及时监测血脂、肾功能、营养状况等的变化。下面对饮食模式（不同食物和食物组合）逐一介绍，仅供临床参考。

一、地中海饮食

地中海饮食是由 ANCEL KEYS 于 20 世纪 60 年代首次提出的，该膳食模式特点在于食物多样，营养平衡，强调食物来源以植物（蔬菜、豆类、坚果、水果、全麦食物）为主，可食用鱼及各类海洋水产；尽量减少红肉摄入；以橄榄油作为主要脂肪来源，伴少 / 中量奶制品（如酸奶及奶酪）；特别强调每周食用 < 4 个鸡蛋；可饮用少 / 中量红酒；几乎不食用糖或蜂蜜。其对糖尿病患者的保护机制在于摄入不饱和脂肪酸。研究表明，含高单不饱和脂肪酸（MUFA）的特殊类型肠内营养制剂可以降低 2 型糖尿病患者

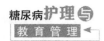

的血糖水平，尤其是餐后血糖水平。

二、生酮饮食

生酮饮食是一种脂肪含量较高，碳水化合物和蛋白质含量较少，但富含机体必需营养元素的饮食方案。肥胖为糖尿病的高风险因素，生酮饮食通过模拟饥饿状态，从而将机体的供能模式从原本以糖的有氧供能切换为酮体供能，促进脂肪的分解代谢，将不溶于水的甘油三酯转变为可溶于水的酮体随尿液排出，可有效减轻体重。需要注意的是，生酮饮食会引起头晕、疲劳、运动困难、睡眠不良和便秘等不适，长期给予生酮饮食还可能导致肾结石、骨质疏松、高血脂和发育障碍，尤其对于1型糖尿病患者来说，生酮饮食有导致血脂异常和低血糖的风险。另外，妊娠女性或哺乳期女性应用生酮饮食可出现严重不良反应。

三、终止高血压饮食

终止高血压饮食是由美国大型高血压防治计划发展出来的饮食方案，其强调多吃蔬菜、水果、低脂（或脱脂）乳制品，多摄入全谷物的食物，减少红肉、油脂、精制糖及含糖饮料的摄入，进食适当的坚果和豆类。其已经被证明能降低血压和减少心血管危险因素。近年来研究显示，其对糖尿病患者同样获益，可显著降低2型糖尿病患者的空腹血糖和糖化血红蛋白水平，改善2型糖尿病患者的血糖代谢。同时，护士健康研究Ⅱ研究显示，终止高血压饮食可以将妊娠期糖尿病的发生风险下降34%（风险比为0.66）。推荐妊娠期糖尿病患者通过采用终止高血压饮食来改善胰岛素抵抗及预防未来2型糖尿病的发生。

四、素食饮食

素食饮食是指植物性食物构成的膳食，故又称植物性膳食。按照素食类型将素食分为全素和奶蛋素。全素，指完全不吃任何动物性食物；奶蛋素，指不吃除奶、蛋以外的动物性食物。研究显示，素食饮食可以调节血脂紊乱、改善胰岛素抵抗、抗炎、抗氧化、降低 2 型糖尿病的发生风险；对于已发生的 2 型糖尿病，素食饮食可以降低血糖水平和糖化血红蛋白水平。但是长期全素饮食会导致营养素（如维生素 B_{12}、维生素 D、DHA 和 EPA）的缺乏。因此，在选择全素食饮食模式时，还要注意适当补充缺乏的营养素。

五、日本长寿饮食

日本长寿饮食特点为清淡、油脂少、种类多。其主要是由以大米为首的谷物、蔬菜、水果等农作物，以及鱼贝类、海藻等海产品和禽类等组成的饮食结构，其蛋白质、脂肪、碳水化合物接近饮食均衡的理想状态。肉类多以海鲜鱼类为主，富含各种不饱和脂肪酸及维生素，可以阻止血液凝结、减少血管收缩，降低甘油三酯等，可有效降低糖尿病患者心血管并发症的发病率。同时，日本长寿饮食提倡茶道，而绿茶具有降低血糖、心脏病风险，促进脂肪燃烧，抑制胆固醇吸收等多种功效，既可以降低糖尿病风险，又可以有效预防糖尿病并发症。

六、辟谷养生术

辟谷是指通过练气、服药及其他方式，使得自身精元充盈、正气充足，自觉饥饿感不甚强烈，从而达到让机体少进食的目的，但绝不是绝食、禁食。辟谷大体分为四类：服石辟谷、服符辟谷、服药辟谷和服气辟谷。服药辟谷在于通过改善饮食结构及适当控制饮食量，减少谷、肉类的摄入，从而达到调节肠道菌群、降低血脂、减轻体重等作用。有研究显示，服药辟谷可以有效降低血糖、改善胰岛素抵抗、防止心脑血管疾病的发生。服气辟谷指的是通过呼吸吐纳之法达到养生的目的，其通过采气、练气以达到条达气机的目的，类似气功、导引之法。

当然，以上膳食模式目前尚无大规模 RCT 证据支持，也许对不同糖尿病人群会有获益。建议在选择膳食模式时由团队（临床医生、营养师、专科护士等）制定饮食计划，同时还需结合个体实际需求来选择，并监测血脂、肾功能及营养状况的变化。

参考文献

[1] 中华医学会糖尿病学分会，中国医师协会营养医师专业委员会，中国糖尿病医学营养治疗的更新与发展 [J]. 中华糖尿病杂志，2015，7（2）：65-67.DOI：10.3760/cma.j. issn.1670-5809.2015.02.001.

[2] American Diabetes Association.4.Lifestyle Management[J].Diabetes Care，2017，40 Suppl 1：S33-44.DOI：10.2337/dc17-S007.

[3] 中国营养学会 . 中国居民膳食指南（2016）[M]. 北京：人民卫生出版社，2016.

[4] Devitt A A. Diabetes specific nutrition improves post-prandial glycaemia and GLP-1 with similar appetitive responses compared to a typical healthful breakfast in persons with type 2 diabetes[C].EASD 47th annual meeting，Lisbon，2011.

[5] WADDEN T A，NEIBERG R H，WING R R，et al.Four-year weight losses

in the Look AHEAD study: factors associated with long-term success[J]. Obesity (Silver Spring), 2011, 19 (10): 1987-1998.DOI: 10.1038/oby.2011.230.

[6] 中国营养学会. 中国居民膳食营养素参考摄入量（2013 版）[M]. 北京: 科学出版社, 2014.

[7] Saltreduction[EB/OL].[2017-06-07].http://www.who.int/mediacentre/factsheets/fs393/en/.

[8] ESPOSITO K, CHIODINI P, MAIORINO M I, et al.Which diet for prevention of type 2diabetes? A meta-analysis of prospective studies[J].Endocrine, 2014, 47 (1): 107-116. DOI: 10.1007/s12020-014-0264-4.

[9] KADAM P D, CHUAN H H. Meat consumption and the risk of type 2 diabetes: a systematic review and meta-analysis of cohort studies[J].Int Urogynecol J, 2009, 52 (11): 2277-2287. DOI: 10.1007/s00125-009-1481-x.

[10] 中华人民共和国卫生部.WS/T429-2013 成人糖尿病患者膳食指导 [M]. 北京: 中国标准出版社, 2013.

[11] FOSTER G D, WYATT H R, HILL J O, et al.Weight and metabolic outcomes after 2 years on a low-carbohydrate versus low-fatdiet: a randomized trial[J].Ann Intern Med, 2010, 153 (3): 147-157.DOI: 10.7326/0003-4819-153-3-201008030-00005.

[12] SALAS-SALVAD J, BULL M, BABIO N, et al.Reduction in the incidence of type 2 diabetes with the Mediterranean diet: results of the PREDIMED-Reus nutrition intervention randomized trial[J].Diabetes Care, 2011, 34 (1): 14-19. DOI: 10.2337/dc10-1288.

[13] MALIK V S, POPKIN B M, BRAY G A, et al. Sugar-sweetened beverages and risk of metabolic syndrome and type 2 diabetes: a meta-analysis[J]. Diabetes Care, 2010, 33 (11): 2477-2483. DOI: 10.2337/dc10-1079.

第三章 糖尿病患者的运动指导

- 运动治疗是糖尿病"五架马车"治疗中必不可少的一项。尤其是有规律的有氧运动是 2 型糖尿病预防和治疗的重要手段。

- 运动治疗应遵循安全性、科学性、有效性和个体化原则。在运动处方的实施过程中，应该对治疗性运动处方的实施进行医务监督。

- 因为糖尿病患者多合并相关并发症，因此，糖尿病的运动疗法要严格掌握适应证和禁忌证。

- 近年来，随着"互联网＋医疗"的兴起，出现了许多糖尿病智能化管理工具，方便对患者进行随访及管理，可助力糖尿病患者实现血糖管理的目标。

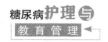

第一节　糖尿病运动治疗的理论基础

一、运动治疗的意义

作为糖尿病治疗的"五驾马车"之一，运动治疗必不可少。美国运动医学学会和美国糖尿病学会都高度推荐体育运动，尤其是有规律的有氧运动，这已经成为 2 型糖尿病预防和治疗的重要手段。

运动可改善胰岛素敏感性，降低糖尿病的发病因素。糖尿病的易感因素有些是无法改变的，如遗传易感性、年龄等。而有些易感因素是可以改变的，如体力活动减少、肥胖及氧化应激等，通过有效的运动可减少肥胖、改善心肺功能，从而降低糖尿病的发病率。

运动可提高骨骼肌功能，改善患者心理状态。糖尿病患者骨骼肌功能会下降，严重者会出现骨骼肌的机械收缩功能和代谢功能下降。通过运动，能够使糖尿病患者骨骼肌体积增大，修复肌肉线粒体的损伤，同时可消除患者的不良情绪，改善精神状态，提高工作效率和生活质量。

运动可预防和减轻并发症。研究发现，长期、系统地进行中等强度的有氧运动，对防治糖尿病患者由于糖代谢紊乱而导致的心肌病变、脑血管病变、肾脏病变、眼底病变等并发症有非常重要的意义，其效果与饮食、药物及胰岛素治疗相当。

二、运动治疗的适应证和禁忌证

运动治疗应避免发生因不恰当的运动方式或强度造成的心血管事件（心绞痛发作、猝死等）、代谢紊乱及骨关节韧带损伤。因此，糖尿病的运动治疗要严格掌握适应证和禁忌证，而适应证根据有无并发症及其严重程度可分为绝对适应证、相对适应证如表 3-1 所示。

表 3-1　运动治疗的适应证和禁忌证

适应证	绝对适应证	糖耐量减低者、无显著高血糖和并发症的 2 型糖尿病患者
	相对适应证	有微量白蛋白尿，但无眼底出血的单纯性视网膜病变、无明显自律神经障碍等外周神经病变等轻度糖尿病合并症的患者，在饮食指导和药物控制血糖后，再进行运动疗法 无酮症或 DKA 的 1 型糖尿病患者，在调整好饮食和胰岛素用量的基础上进行运动治疗 病情稳定的妊娠期糖尿病患者
禁忌证		DKA、FPG > 16.7 mmol/L 或 < 4.0 mmol/L、增殖性视网膜病、肾病（肌酐 > 1.768 mmol/L）、严重心脑血管疾病（不稳定型心绞痛、严重心律失常、一过性脑缺血发作）、合并急性感染的患者

三、运动治疗的目标和原则

（一）运动治疗的目标

运动治疗的目标分为短期（1 个月）、中期（3 个月）和长期（6 个月）目标。短期目标，旨在养成运动的习惯；中期目标，旨在减重和形成运动习惯；长期目标，旨在体重及代谢指标控制理想。

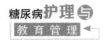

（二）运动治疗的原则

由少到多原则：2 型糖尿病患者开始进行有氧运动时，运动时间控制在 10 ～ 15 分钟。待身体适应后建议将运动时间调整为每次至少 30 分钟，以达到推荐的能量消耗标准。抗阻训练，从每周进行 2 次，逐渐增加至每周进行 3 次，但不推荐每天训练。

由轻至重原则：在运动的起始阶段，运动强度可以从最大摄氧量的 50% 开始，一周后增加至 60%，6 周后可逐渐增至最大摄氧量的 70% ～ 80%。

周期性原则：经过一段时间的运动，通常 3 ～ 6 个月后，患者对同样的运动强度会产生适应，需要重新调整运动方案，逐渐增加负荷量。因此，需要为患者制定适宜的周期性训练计划。

适度恢复原则：患者进行强度过大、时间过长的有氧运动或抗阻训练后容易肌肉酸痛，产生疲劳。因此，应给予机体适当的休息。

第二节　糖尿病运动处方的制定与实施

一、运动前评估

运动前评估包括医学评估、运动基础状况评估、日常运动状态评估、运动可行性评估等。

（一）医学评估

1.评估病史：糖尿病病史、并发症情况、治疗史、高血压病史、心脏病史及脑血管疾病史、肌肉骨骼及关节疾病史、吸烟和饮酒史等。

2.体格检查：测量身高、体重、腰围、臀围、血压、心率；涉及各系统并发症评估（如心电图／超声心动检查、大血管风险评估、眼底和足部检查等）；血生化全项、血常规、尿白蛋白、糖化血红蛋白、OGTT、胰岛素水平和甲状腺功能检查等。

3.其他控制手段评估：如药物治疗、饮食控制等。

（二）运动基础状况评估

评估包括对运动的认识、参加活动的态度、机体对运动的反应、既往体力活动水平和耐受能力。

（三）日常运动状态评估

评估包括有无运动习惯、喜好的运动方式、运动持续时间及频率等。

（四）运动可行性评估

评估包括社会、家庭、个人、时间、经济等各方面条件是否具备，是否有专业人员对运动治疗前评估并有计划地指导运动治疗等。

二、运动方式

运动方式包括有氧运动、无氧运动、抗阻运动。

（一）有氧运动

即在运动过程中氧气供应充足，人体吸入的氧气与需求相等，达到生理上的平衡状态。

（二）无氧运动

指肌肉在"缺氧"的状态下高速剧烈地运动。这种运动会在体内产生过多的乳酸，导致肌肉疲劳不能持久，患者易感到肌肉酸痛、呼吸急促等不适，并不推荐糖尿病患者采用。

有氧运动和无氧运动的区别如表 3-2 所示。

表 3-2　有氧运动和无氧运动的区别

区别	运动	
	有氧运动	无氧运动
能量来源	糖、脂肪、蛋白质	三磷酸腺苷（ATP）、磷酸肌酸、糖
运动强度	中、低	最大、次最大
运动持续时间	较长，需 30 分钟以上才有效果	短，4～5 分钟就有效果
运动形式	散步、健步走、慢跑、太极拳、太极柔力球、弹力带、自行车、游泳、爬山、健身操、舞蹈等	举重、短跑冲刺、拳击、投掷类等
肌肉酸痛感	轻，休息后很快消失	症状明显，一两天不能消失
代谢终产物	少，被血液快速带走	多，乳酸易堆积，导致疲劳
心率	较低，100～120 次/分	较高，130～170 次/分
优点	帮助机体消耗葡萄糖和多余的脂肪，增进心肺功能，动作较舒缓	增强肌肉力量和增加肌肉围度
缺点	强度不足以刺激肌肉成长	由于需要具备一定的肌力基础，动作不正确有受伤的风险

（三）抗阻运动

肌肉在克服外来阻力时进行的主动运动。阻力的大小根据肌力而定，以经过用力后克服阻力完成运动为度。阻力可由他人、自身的健肢或器械（哑铃、沙袋、弹簧、橡皮筋等）施加。

三、运动方案

糖尿病患者运动治疗的目标是通过运动增强骨骼肌对葡萄糖的利用，促进身体组织局部血液循环，增加机体组织对胰岛素的敏感性，使机体在血浆胰岛素较低水平的情况下能够维持正常的血糖代谢，使机体糖代谢得到改善，以缓解糖尿病的症状。

在给予糖尿病患者具体的运动方案之前，要对接受处方的患者进行系统的评估，这需要在专业医师的指导下，根据患者情况选择运动方式。

运动强度对运动效果和患者安全有直接影响。强度决定效果，只有当运动强度达到50%最大摄氧量时才能改善代谢和心血管功能。强度过大，无氧代谢比重增加，治疗作用反而会降低，且可引起心血管负荷过度或运动系统损伤，应予避免。为了方便，常用心率作为标准。

为确保锻炼安全有效，运动强度必须控制在已确定的安全、有效范围之内，可用目标心率（运动中应达到和维持的心率）来控制运动强度。用储备心率算法来确定目标心率是一种安全、有效的方法。储备心率=最大心率（220—年龄）—安静时心率。目标心率=（储备心率 × 拟采用的强度）+ 安静心率。

推荐：健康成年人可采用40%~70%储备心率强度进行循序渐进的运动，体弱或初始锻炼者可采用30%的储备心率作为有效起始强度。

四、运动实施

在运动处方的实施过程中，应在严格控制饮食的基础上注意每次训练的安排及医务监督。

（一）运动处方

在运动处方的实施过程中，每次训练包括三个部分：准备活动部分、基本部分和整理活动部分。

1. 准备活动部分

其主要作用是使身体逐渐从安静状态进入到运动状态，逐渐适应运动强度，避免出现心、肺等器官突然承受较大运动负荷而引起意外，避免肌肉、韧带、关节等运动器官的损伤。在运动实施中，准备活动部分常采用运动强度小的有氧运动和伸展性运动，如踏步、广播体操等，准备活动的时间应为 10 ～ 15 分钟。

2. 基本部分

其包括运动方式、运动强度、运动时间等，应按照具体运动方案的计划实施。

3. 整理活动部分

每次按运动处方进行锻炼时，都应安排一定内容和时间的整理活动。整理活动的主要作用是避免出现因突然停止运动而引起的循环系统、呼吸系统、神经系统的症状，如头晕、恶心、重力性休克等。常用的整理活动有 5 ～ 10 分钟的慢走、自我按摩等。

（二）运动中的医务监督

在运动处方的实施过程中，应该对治疗性运动处方的实施进行医务监督。具体注意事项如下：

1. 当血糖过高（＞13.9 mmol/L）时，应待血糖控制达标后再开始运动。

2. 在一个运动处方刚刚开始时，应检测患者运动前、运动中和运动后的血糖水平。

3. 运动开始前30～60分钟调节糖分的摄入，如血糖＜5.6 mmol/L应适当补充糖水或者甜饮料。

4. 避免在参与运动的骨骼肌部位注射胰岛素。

5. 尽量避免夜间运动，以免发生低血糖。

第三节　糖尿病运动治疗的特殊问题

一、糖尿病慢性并发症患者的运动治疗

（一）糖尿病下肢动脉硬化闭塞症

建议伴有下肢动脉硬化闭塞症（LEAD）的糖尿病患者进行上肢和躯干肌的运动锻炼，以中等运动强度为主，每天一次。有研究表明，对LEAD伴或不伴间歇性跛行的患者，可在监督下进行平板训练和下肢抗阻训练，能增加患者的最大运动时间和距离，提高患者的运动功能。

（二）糖尿病足

伴有外周神经病变的患者应穿宽松、合适的鞋子，每天检查足部有无损伤。研究表明，中等强度的步行不会使外周神经病变

的糖尿病患者发生足部溃疡或增加再次溃疡的风险。

任何有足部开放性伤口的患者应仅限做无负重运动。可以进行上肢等长收缩训练或上肢渐进抗阻训练，增加肌肉力量和耐力，提高胰岛素敏感性。

（三）糖尿病神经病变

自主神经病变作为心血管病的高危因素，是糖尿病治疗最重要的部分。合并自主神经病变的糖尿病患者运动时，运动耐量、最高心率降低，并且体育运动后心率恢复得较慢。原则上，累及心血管系统、自主神经病变较重的糖尿病患者属于运动禁忌。因为运动中容易发生急性心血管事件，除非有良好的安全保障。累及其他脏器自主神经病变的糖尿病患者，应在医生及康复医学等专业人员指导和监督下实施运动治疗。有周围神经病变而没有急性溃疡形成的糖尿病患者，可以参加中等强度的负重运动。

（四）糖尿病视网膜病变

有增生型糖尿病视网膜病变（PDR）、增生前期视网膜病变、黄斑变性的糖尿病患者在开始运动前，应进行细致的眼科筛查，并在专业人员的监督下运动。存在增生型糖尿病视网膜病变或严重非增生型糖尿病视网膜病变（NPDR）时，因为存在玻璃体积血和视网膜脱落的风险，故禁忌做大强度有氧运动或抗阻训练。

（五）糖尿病肾病

虽然体育运动过程中血压会升高，随之可能会引起尿中微量白蛋白水平短暂的增高，但适当运动对降低糖尿病患者尿微量白蛋白有积极的作用。运动应从低强度、低运动量开始，以中、低强度运动为主，避免憋气动作或高强度的运动，防止血压过度升高，注意监测血压，定期尿检，关注肾功能、电解质和酸碱平衡。

二、糖尿病合并症患者的运动治疗

（一）糖尿病合并心血管疾病

糖尿病合并心血管疾病患者运动方案的制定必须个体化，根据患者的美国纽约心脏病协会（NYHA）分级、心电运动试验所获得的最高心率，再取其60%～65%靶心率。以较低的运动强度长期进行锻炼为宜，持续时间、频率因人而异，一般每次20～45分钟，最长不超过1小时，每周3～4次，运动过程循序渐进。运动形式选用节律比较缓慢，能使上下肢大组肌群适当活动的项目，如打太极拳、步行、骑车等。不宜进行强度过大、速度过快的剧烈运动，运动前2小时内不饱餐或饮用令人兴奋的饮料。

（二）糖尿病合并高血压病

当糖尿病患者血压≥180/120 mmHg时，严禁运动；当患者血压控制在160/100 mmHg时，建议在运动医学或康复医学专业人员的监督下进行放松训练（如打太极拳、做瑜伽等）和有氧运动（如步行、骑功率自行车、游泳、打太极拳）。糖尿病合并高血压患者的运动强度应为低等或中等（达到50%的最大摄氧量），避免憋气动作或高强度的运动，防止血压过度升高。每周至少运动4天，每天运动时间不少于30分钟，或一天的运动时间累加达到 30 分钟亦可。运动处方的制定应当事先进行科学的评估或运动耐力的评定，以保证安全、有效。

三、妊娠期糖尿病患者的运动治疗

对妊娠期糖尿病患者来说，运动治疗前应与产科医生共同制定运动方案，运动治疗中加强围产期的医学监护。无医学禁忌证的妊娠期糖尿病患者，建议每天进行 30 分钟以上的有氧运动。运动形式以低强度有氧运动为主，如步行、做瑜伽等，条件允许者可选择游泳。有下列征象时应立即停止运动并就医：阴道出血、晕厥、胎儿活动减少、全身水肿、腰痛。

运动禁忌证包括：早产、胎膜早破、宫颈闭锁不全、持续的妊娠中晚期出血、宫内发育迟缓、超过 26 周的胎盘前置、妊娠期高血压。

常见的糖尿病合并症运动处方如表 3-3 所示。

表 3-3　常见的糖尿病合并症的运动处方

合并症	强度	时间	频率	方式
冠心病	低	20～45 分钟	3～4 天/周	打太极拳、步行、骑车等有氧运动
糖尿病心肌病	低	20～45 分钟	3～4 天/周	打太极拳、步行、骑车等有氧运动
高血压	低、中	≥30 分钟	>4 天/周	打太极拳、做瑜伽、步行等舒缓放松的有氧运动
闭塞性动脉硬化症	中	≥30 分钟	每天 1 次	躯干和非受累肢体的牵张训练、手摇车等有氧运动

四、提高糖尿病患者运动治疗积极性的策略

运动治疗贵在持之以恒，关键在于如何让患者养成运动习惯并能长期坚持，建议尝试以下方法：

1. 列出每日运动计划，必要时由家人督促执行。可以把运动计划贴在醒目的地方，每天提醒自己，或让家人监督完成，尽快养成运动习惯。

2. 与朋友或家人结伴锻炼。结伴锻炼可避免枯燥乏味，同时能加强沟通，增进感情。

3. 选择适宜的运动项目。不同性格、年龄、性别和文化背景的人，喜爱的运动项目大都不一样，建议选择自己感兴趣并合适的运动项目，长期坚持。

4. 各种运动项目交替进行。如果长时间从事同一运动会感觉单调，容易失去兴趣，可以选择喜欢的几项运动，轮流进行。

5. 制定切实可行的目标。不要寄希望在短时间内就可以达到减肥和强身健体的目的。最好能制定一个长期目标，如在一年内通过运动减掉 5 千克体重。同时制定一个可实现的短期目标，如每周坚持运动 5 天等。

第四节　新型管理工具在运动管理中的应用

一、运动手环

运动手环是一种智能可穿戴设备，其应用可以使人们简便、客观地记录完成的运动量。研究表明，在久坐、超重或肥胖的人

群中，运动手环的使用有助于增加运动量。从心理学角度可以解释为，运动手环所记录的每日步数给予了人们成就感，使其更享受坚持锻炼、运动步数不断突破的过程。除了日常计步、运动心率监测外，有的可通过内置的 GPS 连接器，随时把用户的身体状况和位置信息发送给家人或者医院，这个功能对于老年人来说很实用。当前，智能手环提供的数据信息越来越多，已逐渐应用到慢病管理领域。

二、基于智能手机的运动健身类 APP

糖尿病患者通过运动达到良好的血糖控制目的，对运动指导的需求较高。比如，智能手机的运动健身类 APP 除了可以进行运动记录统计、提供能耗数据，还可以提供相关的健康类和指导类内容，其多样的类型也给用户提供了多种选择，受到了糖尿病患者和医生的关注。但是，目前针对糖尿病或其他慢性疾病运动类的专业性内容仍比较缺乏，建议在相关应用程序的开发方面，有专业医师和康复治疗师的参与指导。

三、慢性疾病医疗管理平台

随着"互联网+"模式的推广，医疗机构、医务人员和患者可以实现管理互动和信息共享，共同搭建慢性疾病网络管理平台。这类平台可以实现三者之间动态数据的监测和实时传输，促进互动反馈，有助于医生、护士、运动教练或营养师等专业人员对糖尿病患者进行日常的疾病管理指导，有效地帮助糖尿病患者实现血糖管理目标。

参考文献

［1］BALDUCCI S，ALESSI E，CARDELLI P，et al.Effects of different modes of exercise training on glucose control and risk factor for complications in type 2 diabetic patients：a meta-analysis：response to Snowling and Hopkins. Diabetes Care，2007，30：e25；author reply e26.

［2］MEYER T，BROOCKS A.Therapeutic impact of exercise on psychiatric diseases：guidelines for exercise testing and prescription.Sports Med，2000（30）：279.

［3］中华医学会糖尿病学分会.中国糖尿病运动治疗指南（2012版）［M］. 北京：中华医学电子音像出版社，2012.

［4］步斌，侯乐荣，周学兰，等.运动处方研究进展［J］.中国循证医学杂志， 2010（10）：1359-1366.

［5］ACMS guidelines for Exercise in Type 2 Diabetes.2010.

［6］Standards of medical care in diabetes—2011.Diabetes Care，2011，34 Suppl 1：S11-61.

第四章　糖尿病的药物治疗

- 不同药物根据其作用机制发挥不同的降糖疗效，二甲双胍仍是单药治疗的首选。
- 需根据患者临床特征、药物不良反应、低血糖风险及偏好来制定个体化用药方案。使用各类降糖药物需关注药物本身不良反应及禁忌证。
- 降糖药物应严格遵照医嘱执行，如出现漏服情况时，需根据个体化情况及时处理。
- 注射胰岛素，需注意正确位置的选择，还应考虑胰岛素在不同注射部位吸收的差异性。就胰岛素吸收速度来看，腹部最快，其次依次为上臂、大腿和臀部。
- 注射胰岛素要注意注射部位的轮换，注射部位的轮换是避免皮下脂肪萎缩或增生的有效预防方法。为了准确评估每次注射胰岛素后的药效，建议制定注射部位轮转方案。
- 糖尿病患者漏打胰岛素的现象时有发生，应针对不同的情况进行补打。
- 了解各类胰岛素注射工具的优缺点、选择原则及注射针头的合理使用。

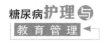

第一节　概述

　　糖尿病的药物治疗是控制血糖的重要措施。临床药物治疗包括：口服药、口服药与注射降糖药之间的联合治疗。降糖方案的制定应以个体化治疗为原则，需综合考虑患者年龄、并发症、HbA1c 水平、体重等情况，同时还需考虑药物疗效、安全性、药品价格、患者依从性等，把降低心血管疾病发生率、减少低血糖风险和避免增重的风险放在首位，以使患者获益与风险比达到最大化。

　　口服降糖药可根据不同的作用效果，分为通过其他机制降糖的药物［如双胍类、α－糖苷酶抑制剂、噻唑烷二酮类（TZDs）、钠－葡萄糖协同转运蛋白2抑制剂（SGLT 2i）］和以促进胰岛素分泌而降糖的药物［如磺脲类、格列奈类、二肽基肽酶－4抑制剂（DPP–4i）］。

　　注射类降糖药物可分为胰岛素和胰高血糖素样肽－1受体激动剂（GLP–1RA）。胰岛素按作用效果可分为超短效胰岛素类似物、常规（短效）胰岛素、中效胰岛素、长效胰岛素、长效胰岛素类似物、预混胰岛素、预混胰岛素类似物及双胰岛素类似物。临床上常使用的 GLP–1RA 包括：艾塞那肽、利拉鲁肽、度拉糖肽。

　　关于降糖药的选择，《中国2型糖尿病防治指南（2017年版）》指出，若在单纯生活方式干预基础上不能使血糖达标，需开始单药治疗。2型糖尿病降糖治疗的首选药物为二甲双胍，若无禁忌证，二甲双胍应长期应用。当二甲双胍单药治疗3个月以上，HbA1c ≥ 7% 时，可以考虑启动口服降糖药（OAD）联

58

合治疗。若口服联合药物治疗后血糖控制仍不达标，则可加用基础胰岛素或调整为每日多次胰岛素注射治疗。对于初诊 2 型糖尿病，若糖化血红蛋白 ≥ 9% 或伴有明显高血糖症状，且空腹血糖 ≥ 11.1 mmol/L，需考虑 2 周到 3 个月的短期胰岛素强化治疗，但应注意胰岛素治疗期间避免与胰岛素促泌剂联用，避免增加低血糖风险。

药物的联合应用中，同种类的口服降糖药不建议联合使用，不同种类的口服降糖药可多药联合。针对不同的糖尿病患者人群特点，适时开始合理的 OAD 联合治疗方案，可有效提高患者血糖达标率，有助于减少糖尿病相关的远期并发症。《中国 2 型糖尿病防治指南（2020 年版）》推荐的高血糖降糖治疗路径如图 4-1 所示。

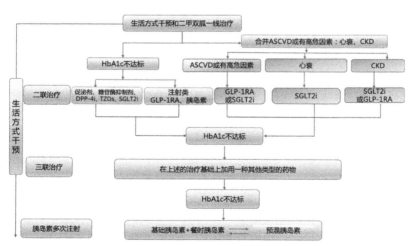

注：CKD 为慢性肾脏病。

图 4-1　2020 年中国成人 2 型糖尿病诊疗路径

　　随着对降糖药物的研究深入，大量循证医学证据显示，新型降糖药物的临床地位得到逐步扩展和显著提升。2020年美国糖尿病学会（ADA）推荐以患者为中心，结合其临床特征，包括有明确动脉粥样硬化性心血管疾病（ASCVD）、ASCVD高风险、合并肾脏疾病或其他并发症，及患者偏好、药物不良反应（如低血糖风险、对体重的影响）等因素制定个体化、有效的降糖方案。《2020年ADA糖尿病医学诊疗标准》推荐的降糖路径如图4–2所示。

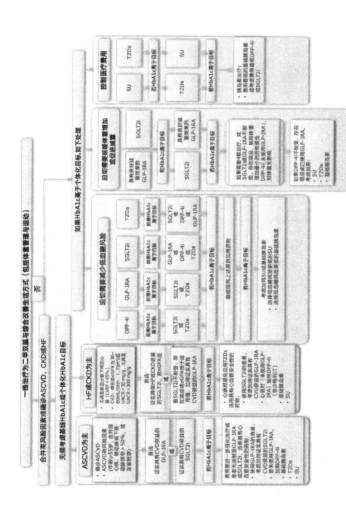

图 4-2 2020 年 ADA 2 型糖尿病诊疗路径

注：eGFR 为估算的肾小球滤过率；UACR 为尿白蛋白 / 肌酐比值；TZDs 为噻唑烷二酮类；SGLT2i 为钠 - 葡萄糖协同转运蛋白 2 抑制剂；GLP-1RA 为胰高血糖素样肽 -1 受体激动剂；HF 为心力衰竭；ASCVD 为动脉粥样硬化性心血管疾病；DPP-4i 为二肽基肽酶 -4 抑制剂；SU 为磺脲类药物。

第二节　口服降糖药的种类和作用

一、双胍类药物

双胍类降糖药物包括二甲双胍和苯乙双胍。其中苯乙双胍因乳酸酸中毒的发生率高，已被淘汰。目前临床上常用的双胍类为盐酸二甲双胍。

双胍类药物的主要作用机制是通过减少肝糖产生、输出，促进外周组织葡萄糖利用、抑制脂肪分解、改善胰岛素抵抗和抑制食欲、减少肠道糖吸收而降低血糖。盐酸二甲双胍是 2 型糖尿病患者控制血糖的一线用药及药物联合中的基本用药。盐酸二甲双胍有效降低 HbA1c 幅度为 0.7% ～ 1.0%。但需注意该药物在 500 ～ 2000 mg/d 呈剂量依赖效应。盐酸二甲双胍还有抗动脉粥样硬化、降低体重、降血压、纠正血脂、抗氧化，以及治疗多囊卵巢综合征等作用。该类药物适用于生活方式干预不佳的 2 型糖尿病患者，尤其是肥胖的 2 型糖尿病。对于 1 型糖尿病患者，也可与胰岛素联合应用。

二、磺脲类药物

磺脲类药物（SU）为胰岛素促泌剂，是临床应用较为广泛的一类降糖药物。第一代代表药物为甲苯磺丁脲与氯磺丙脲，但因不良反应较多，早已被临床淘汰。新一代磺脲类药物有降糖作用强、不良反应少等优势，代表药物为格列吡嗪、格列苯脲、格列喹酮、格列齐特、格列美脲等，在国内使用较多的为格列喹酮、格列美脲、格列齐特、格列吡嗪。中成药消渴丸是含有多种中药成分和格列本脲的复方制剂，其降糖效果与格列本脲相当。

磺脲类药物主要的作用机制是通过刺激胰岛 β 细胞释放胰岛素，增加胰岛素水平而降低血糖。部分磺脲类药物还可以使机体对胰岛素敏感性增加。磺脲类药物有效降低 HbA1c 幅度为 1.0% ～ 1.5%。该类药物主要适用于生活方式干预不佳，且胰岛 β 细胞尚存的 2 型糖尿病患者。

三、胰岛素增敏剂

胰岛素增敏剂（TZDs），该类药物有曲格列酮、罗格列酮、吡格列酮。曲格列酮因有严重肝毒性已被临床淘汰。目前主要的 TZDs 为罗格列酮和吡格列酮。

TZDs 主要的作用机制是通过激活过氧化物酶体增殖物激活受体（PPARs），促进脂肪组织贮存游离脂肪酸（FFA），减少肝脏和血浆 FFA 的蓄积，FFA 的减少可增加肝脏和骨骼肌对胰岛素的敏感性，改善胰岛素抵抗。TZDs 有效降低 HbA1c 幅度为 0.7% ～ 1.0%。该类药物主要适用于肥胖或存在严重胰岛素抵抗的 2 型糖尿病患者。与胰岛素联用时，可减少胰岛素用量，同时该类药物可治疗糖尿病前期，预防其向糖尿病进展，改善肥胖、高血压、多囊卵巢综合征等非糖尿病胰岛素抵抗状态。

四、格列奈类药物

格列奈类药物为快速作用的非磺脲类胰岛素促泌剂，是类似于磺脲类药物的一类降糖药，目前主要的药物为瑞格列奈、那格

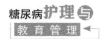

列奈和米格列奈。

该类药物的主要作用机制是能改善胰岛 β 细胞早时相胰岛素分泌功能，产生类似人生理性胰岛素分泌模式，快速促进胰岛素释放，从而降低餐时血糖高峰。格列奈类有效降低 HbA1c 幅度为 0.5% ~ 1.5%。该类药物适用于胰岛素分泌功能尚存的 2 型糖尿病患者，也可用于肾功能不全的 2 型糖尿病患者。

五、α- 糖苷酶抑制剂

α- 糖苷酶抑制剂为临床应用较为广泛的降糖药，目前常用的药物为阿卡波糖、伏格列波糖和米格列醇，其中阿卡波糖是国内唯一可在糖尿病前期服用的降糖药物。

α- 糖苷酶抑制剂主要作用机制是抑制小肠 α- 葡萄糖苷酶的作用，减缓碳水化合物水解生成单糖（如葡萄糖）的速度，使其吸收延缓，降低餐后血糖。α- 糖苷酶抑制剂有效降低 HbA1c 幅度为 0.5% ~ 0.8%。该类药物有效减少血糖波动，对体重影响小。适用于以碳水化合物为主要饮食成分，以及餐后血糖升高为主的 2 型糖尿病患者。

六、DPP-4i

DPP-4i 即 "二肽基肽酶 -4 抑制剂"。目前常用的药物为西格列汀、维格列汀、利格列汀、沙格列汀和阿格列汀。

DPP-4i 主要作用机制是抑制胰高血糖素样肽 -1（GLP-1）和葡萄糖依赖性促胰岛素分泌多肽（GIP）的灭活，提高内源性 GLP-1 和 GLP 的水平，促进胰岛素释放，同时抑制胰岛 α 细胞分泌胰高血糖素，降低血糖。其单独使用时，低血糖风险较小，不增加体重。DPP-4i 有效降低 HbA1c 幅度为 0.4% ～ 0.9%。该类药物适用于生活方式干预不佳的 2 型糖尿病患者。

七、SGLT 2i

SGLT 2i 即 "钠 – 葡萄糖协同转运蛋白 2 抑制剂"，目前常用的药物为达格列净、卡格列净和恩格列净。

SGLT 2i 的主要作用机制是通过抑制肾小管中的 SGLT 2i，抑制 Na^+ 和葡萄糖的重吸收，促进尿糖排泄，达到降低血糖的作用。SGLT 2i 可使 HbA1c 下降 0.5% ～ 1.0%。其还有改善心衰、降低尿蛋白、减重、降血压、改善血脂、改善动脉硬化、降低尿酸、抑制交感神经系统活动等作用。该类药物适用于生活方式干预不佳的 2 型糖尿病患者，特别是肥胖、2 型糖尿病合并 ASCVD 或高危 / 极高危心血管风险者。

第三节　口服降糖药的服药方法

一、二甲双胍

（一）种类、剂型及服药方法（表 4-1）

表 4-1　二甲双胍的种类、剂型及服药方法

种类	每片剂量 /mg	日剂量范围 /（mg/d）	用法
盐酸二甲双胍片	250,500,850	250 ～ 2550	每日 1 ～ 3 次，餐中或餐后口服
盐酸二甲双胍缓释片	500	500 ～ 2000	每日 1 ～ 2 次，整片随餐吞服

（二）不良反应

1. 最常见的是胃肠道反应；如恶心、呕吐、腹泻等，小剂量开始，再逐渐加量，可有效减少不良反应。

2. 乳酸酸中毒：好发于老年人及缺氧及心、肺、肝、肾功能不全的患者，过量服用时也可诱发乳酸酸中毒。

3. 低血糖：单独服用不易诱发低血糖，但与胰岛素或者胰岛素促泌剂联用时，低血糖风险增加。

4. 维生素 B_{12} 吸收不良：二甲双胍可影响维生素 B_{12} 的吸收，使其水平下降，导致心脑血管病变、神经病变、认知障碍等。

（三）注意事项

服用双胍类药物期间应避免大量饮酒，因为乙醇可增加乳酸酸中毒和低血糖风险。

肾功能不全，［肾小球滤过率（eGFR）在 45 ～ 59 mL/（min·1.73 m^2）］时无须停用，但应适当减量。

使用碘化对比造影剂时，应停用二甲双胍。

严重肾功能不全［eGFR < 45 mL/（min·1.73 m^2）］、严重肝功能不全、严重感染、可造成缺氧的疾病（如失代偿心力衰竭、呼吸衰竭、近期发作的心肌梗死、休克），以及接受大手术、妊娠、哺乳期、10 岁以下患者禁用。

二、磺脲类药物

（一）不同种类、剂型及服药方法（表4-2）

表4-2 磺脲类药物的种类、剂型及服药方法

种类和剂型	每片剂量/mg	日剂量范围/（mg/d）	用法
格列本脲	2.5	2.5～15	每日1～3次，餐前口服
格列喹酮	30	15～180	每日1～3次，餐前口服
格列吡嗪	5	2.5～30	每日1～3次，餐前口服
格列吡嗪控释片	5	5～20	每日1次，随早餐服用
格列齐特	80	80～320	每日1～3次，餐前口服
格列齐特缓释片	30或60	30～120	每日1次，早餐前口服
格列美脲	1或2	1～8	每日1次，餐前口服

（二）不良反应

1.最常见的是低血糖：大多数发生在血糖降低后未及时调整药物剂量、进食不规律、服用药物剂量过大、联合用药、大量饮酒，以及年老体弱和肝肾功能损害的患者。

2.体重增加：长期使用磺脲类药物可引起体重增加。

3.胃肠道反应：包括恶心、呕吐、腹胀、腹痛等，但一般反应较轻，随着药物使用的时间延长，症状均有所改善，不需要中断药物。

4.肝胆症状：偶有胆汁淤积性黄疸、丙氨酸氨基转移酶升高、肝功能异常。

5.血液异常：白细胞减少、粒细胞缺乏、血小板减少、贫血等。

6.变态反应：可出现皮肤过敏反应，如瘙痒、皮疹、荨麻疹等，磺脲类药物与磺胺类药物可发生交叉过敏反应。因此，有磺胺类药物过敏史的患者禁用。

7.神经系统反应：服用药物剂量过大时可出现头晕、头疼、注意力不集中、反应迟钝、震颤、感觉障碍、嗜睡、共济失调等。

（三）注意事项

服用磺脲类药物时宜从小剂量开始，药物的每日用量不应超过最大剂量；服药期间避免大量饮酒；磺脲类药物降糖与残存胰岛素分泌功能相关，故 1 型糖尿病患者禁用磺脲类药物；老年患者若有严重低血糖史、预期生存期较短或合并其他严重疾病，需评估使用风险，选择合适的磺脲类药物；肾功能不全，［eGFR < 60 mL/（min·1.73 m²）］时，绝大多数磺脲类药均需减量或禁用。患者 eGFR > 30 mL/（min·1.73 m²）仍可使用格列喹酮；重度肝损害（ALT > 8 ～ 10 倍参考值上限或者 ALT > 3 倍参考值上限且 TBIL > 2 倍参考值上限）、妊娠、哺乳期、18 岁以下、过敏者禁用。

三、TZDs

（一）种类、剂型及服药方法（表 4-3）

表 4-3　TZDs 的种类、剂型及服药方法

种类	每片剂量 /mg	日剂量范围 /（mg/d）	用法
罗格列酮	4	4 ～ 8	每日 1 ～ 2 次，口服不受进食影响
吡格列酮	15	15 ～ 45	每日 1 次，口服不受进食影响

（二）不良反应

1. 体重增加和水肿为最常见的不良反应，在与胰岛素联合使用时会更加明显。

2. 肝功能异常为最严重的不良反应，用药期间需监测肝功能指标。

3. 血液异常：可引起轻度贫血和红细胞减少等。

4. 神经系统：少部分可出现轻微头晕及感觉异常。

（三）注意事项

单独应用 TZDs 时低血糖风险小，但与胰岛素或胰岛素促泌剂联用时，低血糖风险增加；此类药物与通过 CYP3A4 代谢降解的药物联合使用时，可有药物增强或减弱的可能；肾功能不全患者使用罗格列酮时无须调整剂量；服用 TZDs 可有促使骨折和心力衰竭的风险，故心功能分级 II 级以上、患有严重骨质疏松症、有骨折病史的糖尿病患者禁用；活动性肝病或转氨酶升高是正常上限 2.5 倍以上、严重肾功能不全、妊娠、哺乳期、18 岁以下患者禁用。

四、格列奈类药物

（一）种类、剂型及服药方法（表 4-4）

表 4-4　格列奈类的种类、剂型及服药方法

种类	每片剂量 /mg	日剂量范围 /（mg/d）	用法
瑞格列奈	0.5，1，2	0.5～16	每日 3 次，餐前口服
那格列奈	60，120	60～180	每日 3 次，餐前口服
米格列奈	5，10	30～60	每日 3 次，餐前口服

（二）不良反应

1. 低血糖最常见，但发生率低且程度较轻。

2. 胃肠道反应：如恶心、呕吐、腹泻、腹痛等不适。

3. 过敏反应，如皮疹、瘙痒及荨麻疹等，但较少见。

4. 肝功能异常：少数病例可出现肝酶升高，一般较轻微或短暂，较少导致停药。三类格列奈类药物代谢均需通过肝脏代谢，且三类药物说明书的不良反应中均提示有罕见的肝酶升高。阿卡波糖药品说明书中显示"可有肝胆异常"，包括肝酶升高、黄疸、肝炎。据报道，日本的个别患者还曾发生过爆发性肝炎。

5. 神经系统：可有短暂性视觉障碍等。

（三）注意事项

格列奈类药物起效较快，应在餐前即刻服用，但对空腹血糖的控制效果欠佳；瑞格列奈在肾功能不全 $[eGFR < 30$ mL/$(min \cdot 1.73$ m$^2)]$ 或肾脏移植、透析者，应减少剂量，以降低低血糖的风险；肾功能不全 $[eGFR < 15$ mL/$(min \cdot 1.73$ m$^2)]$ 患者应谨慎使用那格列奈。格列奈类与磺脲类作用机制相似，不宜联用；1 型糖尿病、严重肝功能不全、DKA、妊娠、哺乳期、18 岁以下患者禁用。

五、α-糖苷酶抑制剂

（一）种类、剂型及服药方法（表 4-5）

表 4-5　α-糖苷酶抑制剂的种类、剂型及服药方法

种类	每片剂量 /mg	日剂量范围 /（mg/d）	用法
阿卡波糖	50，100	50～300	每日 3 次，餐时嚼服
伏格列波糖	0.2，0.3	0.2～0.9	每日 3 次，餐前口服
米格列醇	50	50～300	每日 3 次，餐前口服

（二）不良反应

1. 胃肠道反应：常见的如腹胀、排气增加、胃肠痉挛性疼痛，少见恶心、呕吐、腹泻、便秘等。

2. 低血糖：单独使用不导致低血糖，联合用药时低血糖风险增加。

3. 过敏反应：如皮疹、红斑、荨麻疹等少见。

4. 血液异常：米格列醇可引起血清铁含量降低。

5. 神经系统：伏格列波糖可引起头痛、眩晕等。

（三）注意事项

该类药物宜从小剂量开始，逐渐加量可减少不良反应；其他药物联合 α-糖苷酶抑制剂若发生低血糖，治疗时需使用葡萄糖或蜂蜜，不建议食用蔗糖或淀粉类食物纠正低血糖；个别患者服用大剂量阿卡波糖时会出现无症状肝酶升高，停药后可恢复正常；避免与抗酸剂、考来烯胺、肠道吸附剂及助消化的酶制剂同时服

用，因它们可削弱该药物的疗效；服用新霉素可使餐后血糖降低更为明显；患有严重的造血系统障碍、严重感染、严重肝功能损害、明显消化和吸收障碍的慢性胃肠道功能紊乱、肾功能不全 $[eGFR < 25\ mL/(min \cdot 1.73\ m^2)]$、肠胀气可能恶化的疾病（如严重疝气、肠梗阻、肠溃疡等），以及18岁以下、孕妇、哺乳期患者禁用。

六、DPP-4i

（一）种类、剂型及服药方法（表4-6）

表4-6　DPP-4i的种类、剂型及服药方法

种类	每片剂量/mg	日剂量范围/（mg/d）	用法
西格列汀	25,50,100	25～100	每日1次，口服，与进食无关
沙格列汀	2.5,5	2.5～5	每日1次，口服，与进食无关
利格列汀	5	5	每日1次，口服，与进食无关
维格列汀	50	50～100	每日1～2次，口服，与进食无关
阿格列汀	6.25，12.5，25	6.25～25	每日1次，口服，与进食无关

（二）不良反应

1. 鼻咽炎、头痛、上呼吸道感染等。

2. 超敏反应：如血管神经性水肿、过敏反应、剥脱性皮炎等，较少见。

3. 肝功能损害：部分患者可导致肝酶升高。

4. 血液异常：如淋巴细胞绝对计数降低等。

5. 胃肠道反应：如恶心、呕吐、腹泻等，较轻微，一般无须停药。

（三）注意事项

该药物联合使用时需注意低血糖风险；有胰腺炎病史的患者中使用 DPP-4i 需谨慎，若在使用过程中出现疑似胰腺炎的症状，建议停用并作相应处理；对有心衰危险因素的患者，使用沙格列汀和阿格列汀应严密观察症状，若出现心衰，应及时停药；部分患者服用后可有严重的关节疼痛；肾功能不全 ［eGFR < 60 mL/（min·1.73 m^2）］ 时，绝大多数 DPP-4i 需减量，而利格列汀在肾功能不全患者中可全程使用；孕妇、哺乳期、18 岁以下患者禁用。

七、SGLT 2i

（一）种类、剂型及服药方法（表 4-7）

表 4-7　SGLT 2i 的种类、剂型及服药方法

种类	每片剂量 /mg	日剂量范围 /（mg/d）	用法
达格列净	5，10	5 ～ 10	每日 1 次，口服，不受进食影响
恩格列净	10	10 ～ 25	每日 1 次，口服，不受进食影响
卡格列净	100，300	100 ～ 300	每日 1 次，口服，早餐前用

（二）不良反应

1. 生殖泌尿系统感染：机体免疫力下降时易诱发，半年内反复发生泌尿生殖系统感染的患者不推荐使用 SGLT 2i。

2. DKA：服用期间若出现相关症状，如腹痛、恶心、呕吐、乏力等，需及时检测血、尿酮体。

3. 急性肾损伤及肾功能损害：较为罕见。

4.骨折风险和脚趾截肢，较少见（可见于卡格列净）。

5.低血压。

（三）注意事项

SGLT 2i 联合胰岛素或磺脲类药物使用时，可使低血糖发生风险增加；使用该类药物时应适量增加饮水及保证碳水化合物的摄入；与胰岛素联合使用时，应避免胰岛素减量过快；对于残存胰腺功能较差的 2 型糖尿病患者、手术、过度运动、有心肌梗死、脑卒中、严重感染等应激状态，以及长时间禁食或极低碳水化合物摄入者，使用本药应警惕 DKA 风险；肾功能不全 $[eGFR < 45 \ mL/(min \cdot 1.73 \ m^2)]$、妊娠、哺乳期、18 岁以下患者禁用。

八、口服药漏服的补服建议

降糖方案是医师根据患者病情进行个体化制定的，原则上应严格遵照医嘱执行，这样才有利于血糖控制。如果出现口服药物的漏服，应及时就诊，与医师沟通，调整用药方案。如果不能做到及时就诊，以下建议可供参考。

（一）双胍类

在餐后 2 小时之内漏服药物，根据血糖情况，若血糖轻度升高（< 10 mmol/L），可通过临时增加运动控制血糖，不必补服；若血糖明显升高（> 13.9 mmol/L）时，需按原剂量补服；若发现漏服时已到下一餐，无须补服。

（二）磺脲类药物

短效磺脲类药物（如格列吡嗪、格列喹酮），餐时漏服：立即补服，适量延长用餐时间。两餐之间漏服：检测血糖情况，血糖轻度升高（< 10 mmol/L），可临时增加活动量，不必补服；血糖明显升高（> 13.9 mmol/L），可减量补服，不推荐将漏服的药物加到下一餐同服。下一餐前漏服：不必补服。

中、长效磺脲类药物（如格列齐特缓释片、格列美脲），午餐前漏服：检测血糖情况，若餐后血糖明显升高（> 13.9 mmol/L），按原剂量补服；午餐后漏服：视情况半量补服；晚餐前或晚餐后漏服：若餐后血糖升高不明显，可通过运动和减少晚餐量控制血糖，不必补服，以免造成夜间低血糖。

（三）TZDs

如罗格列酮、吡格列酮等，该类药物起效慢，单独使用可在当日任何时间按原剂量补服。联合用药的情况下漏服，根据血糖情况，若无低血糖，也可当日补服。

（四）格列奈类

漏服处理方法与短效磺脲类药物类似。

（五）α - 糖苷酶抑制剂

进餐时漏服：可即刻按原剂量补服；餐后漏服：无须补服。该类药物通过抑制小肠的 α - 葡萄糖苷酶，使淀粉类的食物分解为葡萄糖的速度减慢，从而减缓肠道内葡萄糖的吸收，达到降低餐后血糖的目的。此类药物必须和碳水化合物同时存在于小肠才能发挥药效。如果餐后服用，食物中的碳水化合物已被吸收，药

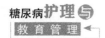

物就不能有效发挥作用。

（六）DPP-4i

如西格列汀、沙格列汀、利格列汀等，该类药物（除维格列汀外）每天仅需服用 1 次，餐前、餐后均可。若漏服，可按原剂量补服。

（七）SGLT 2i

如达格列净、卡格列净等，出现漏服，餐前、餐后均可按原药量补服；晚餐后补服药物需注意该类药物有渗透性利尿作用，可引起夜间排尿增多。

第四节　胰岛素治疗

在胰岛素治疗路径的选择中，《中国 2 型糖尿病防治指南（2020 年版）》强调了尽早使用胰岛素的重要性，推荐在 HbA1c ≥ 10%，血糖＞ 16.7 mmol/L，或患者有明显的高血糖症状时，建议开始胰岛素治疗。目前常用的方案有：1 次 / 天或 2 次 / 天的基础胰岛素；基础胰岛素 + 餐时胰岛素；餐时胰岛素；1 次 / 天、2 次 / 天、3 次 / 天的预混胰岛素。临床中，医生会结合患者的具体情况制定胰岛素的治疗方案。

一、胰岛素的剂型分类与作用时间

（一）按制剂来源分类

按制剂来源分为动物胰岛素、人胰岛素、人胰岛素类似物。

动物胰岛素：由动物胰腺提取而来，一般是猪胰岛素，稳定性稍差，易发生免疫反应、过敏或胰岛素抵抗，只是价格便宜。

人胰岛素：并非从人的胰腺提取而来，而是通过基因工程合成，其结构和人体自身分泌的胰岛素一样，稳定性高于动物胰岛素，不良反应更少。

人胰岛素类似物：利用基因工程技术对人胰岛素肽链进行修饰合成，作用时间更符合人体的生理需要，控制血糖更安全，更方便。

（二）按作用时间分类

根据药物动力学的特点，胰岛素制剂可分为超短效（速效）胰岛素类似物、短效（常规）胰岛素、中效胰岛素、长效胰岛素制剂（包括长效胰岛素和长效胰岛素类似物）和预混胰岛素制剂（包括预混胰岛素和预混胰岛素类似物）（表4-8）。

表4-8 临床常见胰岛素

作用特点	胰岛素类型	通用名	起效时间	高峰时间	持续时间
超短效	胰岛素类似物	门冬胰岛素注射液	10～20 min	1～3 h	3～5 h
		赖脯胰岛素	10～15 min	30～70 min	2～5 h
		赖脯胰岛素	0～15 min	30～70 min	2～5 h
		谷赖胰岛素	10～20 min	55～65 min	1～2 h

续表

作用特点	胰岛素类型	通用名	起效时间	高峰时间	持续时间
短效	动物源胰岛素	胰岛素注射液	0.5～1 h	2～4 h	5～7 h
	基因重组人胰岛素	生物合成人胰岛素	0.5 h之内	1.5～3.5 h	7～8 h
		重组人胰岛素注射液	0.5 h之内	1.5～3.5 h	7～8 h
		基因重组人胰岛素	0.5～1 h	2～4 h	5～8 h
		重组人胰岛素注射液	0.5 h之内	1～3 h	4～8 h
		常规重组人胰岛素注射液	0.5 h之内	1～3 h	4～8 h
中效	动物源胰岛素	低精蛋白锌胰岛素注射液	2～4 h	8～12 h	18～24 h
		低精蛋白生物合成（重组）人胰岛素	1.5 h	4～12 h	24 h
	人胰岛素	精蛋白锌重组人胰岛素	2.5～3 h	5～7 h	13～16 h
		低精蛋白重组人胰岛素注射液	2.5 h	5～7 h	13～16 h
		精蛋白重组人胰岛素注射液	缓慢	6～9 h	24 h
长效	动物源胰岛素注射液	精蛋白锌胰岛素注射液	3～4 h	12～24 h	24～36 h
	胰岛素类似物	甘精胰岛素	2～4 h	无峰	20～24 h
		地特胰岛素	3～8 h	无峰	5.7～23.2 h

续表

作用特点	胰岛素类型	通用名	起效时间	高峰时间	持续时间
预混	动物源胰岛素	精蛋白锌胰岛素注射液（30R）	0.5 h 内	2～8 h	24 h
	人胰岛素	重组人胰岛素预混（30R）	1.5 h	2～8 h	24 h
		重组人胰岛素预混（50R）	0.5 h	2～8 h	24 h
		预混精蛋白锌重组人胰岛素	0.5 h	2～12 h	14～24 h
		精蛋白重组人胰岛素注射液（预混30/70）	0.5 h	2～8 h	24 h
		30/70 混合重组人胰岛素注射液	0.5 h	2～8 h	24 h
		50/50 混合重组人胰岛素注射液	0.5 h	2～8 h	24 h
		精蛋白重组人胰岛素混合注射液30/70	0.5 h	2～12 h	14～24 h
		精蛋白重组人胰岛素混合注射液50/50	0.5 h	2～8 h	24 h
		门冬胰岛素30	10～20 min	1～4 h	24 h
		预混精蛋白锌重组赖脯胰岛素（25）	15 min	30～70 min	16～24 h
		预混精蛋白锌重组赖脯胰岛素（50）	15 min	30～70 min	16～24 h

注：通用名即使相同，药代动力学作用时间也可能不同。

二、胰岛素注射部位与轮换

（一）注射部位的选择

根据可操作性、神经及主要血管之间的距离、皮下组织的状况等，人体适合注射胰岛素的部位是腹部、大腿外侧、上臂外侧和臀部外上侧（图 4-3）。腹部注射部位在耻骨联合上约 1 cm，肋缘以下约 1 cm，脐周 2.5 cm 以外的双侧腹部；大腿外侧的部位为双侧大腿前外侧的上 1/3；臀部的注射部位为双侧臀部外上侧；上臂的注射部位为上臂外侧的中 1/3。

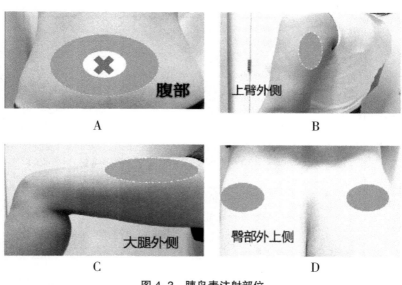

图 4-3　胰岛素注射部位

胰岛素注射过程中需注意：

1.在腹部注射应避免以脐部为圆心、半径 1 cm 的圆形区域内注射。因为越靠近腰部两侧（即使是肥胖患者），皮下组织的厚度会变薄，在肌肉注射胰岛素时，因肌肉血管丰富会使胰岛素迅速吸收入血，容易诱发低血糖。临床上患者自我注射时，这种情况比较多见，在指导过程中应着重强调。

2. 臀部注射应选择臀部上端外侧，因为即使是儿童或身材偏瘦的患者，该部位的皮下组织仍相对丰富，可最大限度降低肌内注射的风险。

3. 大腿注射应选择上端外侧，而非膝盖附近，这是因为大腿上端外侧的皮下组织较厚，离大血管和坐骨神经也较远，针头导致外伤的概率较低。

4. 上臂注射可选择侧面或后侧部位，该部位皮下组织较厚，肌内注射风险较低。

此外，还应考虑胰岛素在不同注射部位吸收的差异性。就胰岛素吸收速度来看，腹部最快，然后依次为上臂、大腿和臀部。"指南"建议，注射短效胰岛素时，首选腹部；希望延缓胰岛素的吸收速度时，可选择大腿或臀部注射，如基础胰岛素、晚餐前注射预混胰岛素制剂等；给儿童患者注射中效或者长效胰岛素时，最好选择臀部或者大腿外侧。

（二）注射部位的轮换

胰岛素长期反复在同一部位注射易导致该部位皮下脂肪萎缩或者脂肪增生，药物吸收率会下降，吸收时间延长，注射疼痛感增加，进而导致血糖波动及患者治疗依从性下降。因此，在平时的注射中要注意注射部位的轮换，注射部位的轮换是避免皮下脂肪萎缩或增生有效的预防方法。轮换的方式一般包括不同注射部

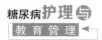
位之间的轮换和同一注射部位内的轮换。

为了准确评估每次注射胰岛素后的药效，建议制定注射部位轮换方案，具体操作时可将注射部位分为四个等分区域（大腿或臀部可等分为两个等分区域），每周使用一个等分区域并始终按顺时针方向轮换；在任何一个等分区域内注射时，连续两次注射点应间隔至少1 cm（或大约成人一根手指的宽度）的方式进行系统性轮换，以避免组织损伤（图4-4）。一旦发现注射部位有疼痛、发红、凹陷、硬结等现象出现，应立即停止在该部位注射，直至症状消失。从注射治疗开始，就应教会患者正确的、便于执行的轮换方案。随着治疗的进展，根据需要再进行合理调整。医护人员应定期回访，检查、评估患者的注射部位情况，适时调整轮换方案。

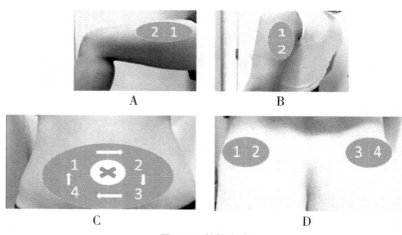

图4-4　轮换方法

三、胰岛素的储存方法

为了使胰岛素的药效、持续时间都达到预期的效果，需要遵循胰岛素说明书中所要求的储存方法对药品进行管理。

（一）储存温度

1.由于胰岛素是一种小分子的蛋白质，对温度的要求比较严格。低于 0 ℃，活性会遭到破坏；超过 25 ℃，活性会降低。所以，未开封的胰岛素制剂应在冰箱的冷藏室内（2 ～ 8 ℃）储存，存储期限就是包装上的过期日期，一般是 2 ～ 3 年。注意放置时与冰箱内壁间隔 1 ～ 2 cm，以避免结冰（图 4-5、图 4-6）。禁止放在冷冻室内，一旦发现结冰，则必须丢弃。如果没有冰箱，则应放在阴凉处，且不宜长时间储存。

2.胰岛素制剂应避免受热或阳光直射，并且防止震荡。胰岛素的存放位置应该是室内阴凉处，不应该放在汽车里、窗台上、暖气旁、壁架或能够产生能量的家用电器，如电脑、电视机、电饭锅等附近。在高温 30 ～ 50 ℃时，各种胰岛素都会部分失效，普通胰岛素会减效 50%，长效及中效胰岛素会减效 10% ～ 15%。如果温度进一步增高，则胰岛素的失活速度会明显提高。在 55 ～ 60 ℃时，各类胰岛素均会迅速失效。

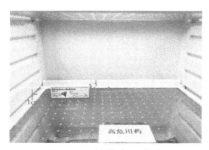

图 4-5　胰岛素正确放置

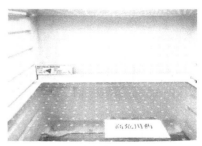

图 4-6　胰岛素错误放置

（二）在保质期内，已开封的胰岛素制剂储存方法

1. 可以存放在冰箱冷藏室内，且在储存温度与室温的反复转换中效能不会受到影响，注射时为了避免给患者造成疼痛等不适，每次注射前都要提前取出复温，在室温下放置 20 分钟左右再进行注射。

2. 可在室温（15 ～ 30 ℃）下保存，注明开启日期，建议在 28 天内使用（或根据药品说明书使用）。随着存放时间延长，药物效价会下降，因此，应减少胰岛素开启后的存放时间。需要注意的是，不得带针头保存，以免因温度变化导致热胀冷缩，胰岛素延针头外漏，影响药物浓度（尤其是预混胰岛素），进而影响疗效。因此，建议每次注射完毕后卸下针头放置于盒子中丢弃，下次注射前重新安装针头。

（三）外出或旅行时的胰岛素储存方法

旅行时胰岛素要放在随身的包里，可选用胰岛素保温包、胰岛素冷藏盒等便携式储存装置放置胰岛素。不要放在旅行袋等行李中，更不能放在寄托的行李箱中。因为无论是陆运、水运还是空运，托运行李都有可能暴露在低温或高温环境下。

提醒大家，每次使用胰岛素前都应检查有效期，并观察药液是否有结晶体、浮游物和颜色变化等异常现象。

四、漏用胰岛素的补救措施

对于需要注射胰岛素的糖尿病患者来说，遵医嘱按时注射胰岛素对血糖的控制十分重要。不同规格、剂型的胰岛素，其药代动力学特点（包括起效时间及作用维持时间等）均不完全相同，因此，非特殊情况下，胰岛素一定要按照要求定时、定量注射，

否则会造成血糖的持续波动。然而，从临床的随访过程中发现，糖尿病患者漏打胰岛素的现象时有发生。患者一旦漏打了胰岛素，应针对不同的情况进行补打。

1. 血糖不是很高的 2 型糖尿病患者漏打胰岛素，可遵医嘱于餐后立即服用阿卡波糖或瑞格列奈；而对于 1 型糖尿病、妊娠期糖尿病、胰岛功能较差以致药物治疗失败的 2 型糖尿病，以及某些继发性糖尿病患者来说，就需要积极采取补救措施，而且只能选择胰岛素，否则可能会发生严重后果。

2. 如果患者用的是超短效胰岛素或短效胰岛素，餐前漏打，可于餐后立即补打。

3. 对于早、晚餐前注射预混胰岛素或预混胰岛素类似物的患者，如果早餐前忘记注射胰岛素了，可于早餐后立即补打，漏打期间要注意监测血糖，必要时中间加餐；如果想起来时已接近中午，应检测午餐前血糖，当超过 10 mmol/L 时，可以在午餐前临时注射一次短效（或超短效）胰岛素，切记不能把早晚两次的胰岛素合并成一次在晚餐前注射。

4. 如果患者用的是一天一次的长效胰岛素，漏打一次，尽快补上即可。下次如在原时间注射，须注意低血糖反应，因为两次注射间隔时间很可能小于 24 小时。也可从此改变注射时间，将注射时间调整为补打时间（如早 8 点补打胰岛素，以后均早 8 点注射胰岛素）。

5. 有些使用胰岛素治疗的患者到外地出差时，因嫌注射胰岛素不方便或是担心外出时胰岛素因无法冷藏而失效，可能会选择降糖药物来代替。因为胰岛素和降糖药物的作用机理完全不同，效果也不同，代替的结果可能会打乱已经稳定的血糖水平，引起

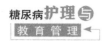

血糖波动。因此，掌握正确的胰岛素携带方法非常必要。

第五节　非胰岛素注射药物治疗

GLP-IRA 类药物是 2 型糖尿病患者治疗领域的一类重要新型降糖药。1964 年，Elrick 等发现"肠促胰素效应"，即在相同的血糖变化水平下，与静脉注射葡萄糖相比，口服葡萄糖可引起更多的胰岛素分泌。现已发现的人体内肠促胰素主要有葡萄糖依赖性胰岛素释放肽（GIP）和胰高血糖素样肽 1（GLP-1）。因 GIP 在 2 型糖尿病患者中水平正常或升高，对胰岛 β 细胞的促胰岛素分泌作用弱，其临床应用价值有限。故目前临床上肠促胰素类药物均基于 GLP-1 发展而来。此类药品不仅降糖疗效可靠、安全，还能减轻体重、降低收缩压、改善血脂，为改善糖尿病患者心血管疾病发生的风险提供了新的治疗手段，故该药在临床上应用越来越广泛。

一、GLP-1RA 的分类

根据分子结构特点，GLP-1RA 可分为两大类：第一类是基于 exendin-4 结构，由人工合成，其氨基酸序列与人 GLP-1 同源性较低，如艾塞那肽和利司那肽；第二类基于天然人 GLP-1 结构，通过对人 GLP-1 分子结构局部修饰加工而成，与人 GLP-1 氨基酸序列同源性较高，如利拉鲁肽。因不同的 GLP-1RA 的药代动力学和分子结构特点存在差异，根据作用时间长短，GLP-1RA 分为短效和长效两大类，短效制剂包括艾塞那肽、利鲁那肽、贝那鲁肽；长效制剂包括利拉鲁肽、注射用艾塞那肽微球、度拉糖肽。

二、GLP-1RA 的适应证及禁忌证

GLP-1RA 近年来在 2 型糖尿病的治疗领域得到了越来越广泛的应用。美国食品药品监督管理局（FDA）和欧洲药品管理局（EMA）均将 GLP-1RA 列为在口服降糖药物或基础胰岛素治疗效果不佳时联合治疗的选择。《中国 2 型糖尿病防治指南（2017年版）》将 GLP-1RA 列为可用于二线治疗的药物。总的来说，GLP-1RA 可作为单药或多种口服降糖药物及基础胰岛素治疗控制血糖效果不佳时的联合治疗药物。需要注意的是，在临床试验中 GLP-1 类似物易出现胃肠道不良反应（包括呕吐、恶性、腹泻等）、神经系统症状（包括头痛、眩晕等）及多汗等，故严重胃肠道疾病患者应慎用。

GLP-1RA 还禁用于对该类产品活性成分或任何其他辅料过敏者；有甲状腺髓样癌（MTC）病史或家族史患者；2 型多发性内分泌肿瘤综合征（MEN2）患者。

三、GLP-1RA 的临床使用方法（表 4-9）

GLP-1RA 通常需要皮下注射使用，常用的注射部位为大腿、腹部或上臂，具体可参照胰岛素注射内容。关于药物保存要求，参照药品说明书。

表 4-9　各种 GLP-1RA 的临床应用要点和主要推荐意见

	艾塞那肽	利拉鲁肽	贝那鲁肽	利司那肽	艾塞那肽周制剂
临床应用	联合治疗				
用量	起始 5 μm，常规 10 μm	起始 0.6 mg，常规 1.2 ～ 1.8 mg	起始 0.1 mg，常规 0.2 mg	起始 10 μm，常规 20 μm	常规 2 mg
用法	2 次 / 天，早餐和晚餐前（或每天的两顿主餐前）60 min 内皮下注射，给药间隔应＞6 h	1 次 / 天，任意时间皮下注射，不受进餐时间限制，推荐每天在同一时间注射	3 次 / 天，餐前 5 min 皮下注射	每日任何一餐前 60 min 内皮下注射	每周 1 次，任意时间皮下注射，不受进餐时间限制
不良反应					
胃肠道反应	常见	常见	常见	常见	常见
低血糖	单纯使用不增加低血糖风险				
特殊人群应用					
心血管高危人群	安全性尚未得到评价	保护作用在有心血管疾病患者中优先使用	安全性尚未得到评价	安全	安全
超重 / 肥胖	有明显改善体重的作用				

续表

	艾塞那肽	利拉鲁肽	贝那鲁肽	利司那肽	艾塞那肽周制剂
肾功能受损	肌酐清除率 < 30 mL/min 禁用	终末期肾病禁用	未知	肌酐清除率 < 30 mL/min 禁用	肌酐清除率 30 mL/min 禁用，30～50 mL/min 慎用
肝功能受损	未知	重症肝功能受损者禁用	未知	肝功能受损者无须调整剂量	未知
胰腺炎病史					
严重胃肠道疾病					
甲状腺髓样癌病史或家族史	不推荐				
推荐使用	谨慎使用	不推荐使用	中性作用，安全	作用尚未评价	

89

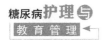

第六节　注射药物工具的选择

胰岛素治疗是实现良好血糖控制的重要手段之一，其皮下注射工具主要有输注工具（包括胰岛素注射笔、胰岛素专用注射器、无针注射器、胰岛素泵）和注射针头，对比不同注射器的优缺点对帮助患者选择合适的注射工具是有益的。不同注射装置的优缺点比较如表 4-10 所示。

表 4-10　临床常用胰岛素注射装置的优缺点

注射装置	优点	缺点
胰岛素注射笔	注射笔上有刻度剂量，更加精确，免去繁琐的胰岛素抽取过程，携带及使用方便，针头细小，可减轻注射疼痛	当使用不同类型的胰岛素时，不能自由配比，除非使用预混胰岛素，否则需要分次注射
胰岛素专用注射器	价格便宜，能够按需混合胰岛素	使用时需抽取胰岛素，携带和注射较为不便
胰岛素泵	模拟人体胰岛素的生理性分泌，可在有效降低血糖的同时，减少夜间低血糖的发生，操作简便，生活自由度大，尤其适合生活不规律的患者	价格较为昂贵，胰岛素泵需要 24 h 佩戴，患者有时会感到不便，对使用者要求较高
无针注射器	药液分布广，扩散快，吸收均匀，可消除针头注射引起的疼痛和恐惧感	价格较高，拆洗安装过程较为复杂，且瘦弱的患者往往可造成皮肤青肿

一、胰岛素注射笔

胰岛素注射笔可分为胰岛素特充注射笔（图 4-7）和笔芯可更换胰岛素注射笔（图 4-8）。胰岛素特充注射笔是一种预充 3 mL（含 300 U）胰岛素的一次性注射装置，出厂时药液与注射笔即为一体，用完后可直接废弃，费用较笔芯可更换的胰岛素注射笔高，适用于第一次使用胰岛素的患者。或自主学习能力差一些的患者。笔芯可更换胰岛素注射笔由注射笔和胰岛素笔芯构成，笔芯中的胰岛素用完后，需要更换新的笔芯，注射笔可重复使用。需要注意的是，目前同一品牌的胰岛素注射笔只能与同一品牌的胰岛素笔芯搭配，其注射笔的操作方法也存在一定的差异。

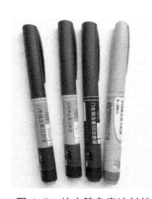

图 4-7　特充胰岛素注射笔

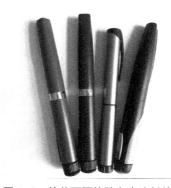

图 4-8　笔芯可更换胰岛素注射笔

胰岛素注射笔上均标有剂量刻度，其使用的注射笔用针头非常细小，因此，能减少注射时的痛苦和患者的精神负担。此外，胰岛素注射笔使用方便，便于携带，十分适用于一日多次的胰岛素治疗方案。但由于不同的胰岛素不能被混用，因此，当使用不同类型的胰岛素时，不能自由配比，除非使用预混胰岛素，否则需要分别进行两次注射，具有一定的局限性。

需要注意的是，使用胰岛素注射笔注射时，为防止传染性疾病的传播，绝对不能共用"胰岛素注射笔"和"笔芯"，以上物品必须专人专用。此外《中国糖尿病药物注射技术指南（2016年版）》要求，应在注射笔针头垂直并完全刺入皮肤后，才能沿注射笔轴心按压注射按钮，不能倾斜按压，这样做可以防止胰岛素因受到压力而漏液，也可预防因用力不当引起针头折断于患者体内的风险。

二、胰岛素专用注射器

与胰岛素注射笔相比，胰岛素专用注射器（图4-9）价格便宜，目前在国内仍被频繁使用。其缺点是，需要在每次注射前抽取胰岛素，且在进行胰岛素配比时，抽吸顺序有严格要求，且此类注射器携带和操作也较为不便，剂量准确性不易保证，并且由于与某些胰岛素瓶塞不相容，至今尚无针头短于6 mm的注射器，因此，长期使用时需要特别注意注射部位的检查和轮换，减少皮下硬结的发生。

日常操作中，可在抽取胰岛素前，先用注射器吸入体积与胰岛素剂量相当的空气，然后将空气注入胰岛素瓶内，使胰岛素更易抽取。注射前如果注射器内有空气，则必须将空气排尽。与胰岛素注射笔不同的是，当使用胰岛素专用注射器注射完毕后，无须在皮下停留10秒，可直接拔出。此类注射器限一次性使用。

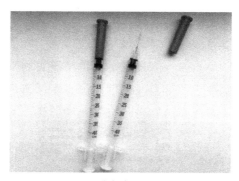

图 4-9　胰岛素专用注射器

三、胰岛素泵

胰岛素泵（图 4-10）是采用人工智能控制的胰岛素输入装置，通过持续在皮下输注胰岛素的方式，模拟人体胰岛素的生理性分泌。胰岛素泵在有效降低血糖的同时，能够精细调节夜间基础输注量，降低夜间低血糖的发生率。此外，胰岛素泵能减少多次皮下注射胰岛素给糖尿病患者带来的痛苦，从而增加患者生活的自由度，提高患者对治疗的依从性。

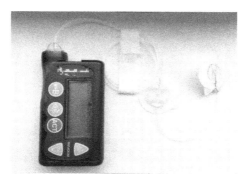

图 4-10　胰岛素泵

随着院内血糖管理的广泛开展，胰岛素泵在非内分泌科，尤其是手术前后和重症患者监护过程的使用率不断增加，有效性得到广泛共识。胰岛素泵最大的缺点是价格较为昂贵。此外，胰岛素泵对使用者的要求（如自我血糖监测、生活自理能力和经济能力等）较高，需要患者能够进行自我血糖监测，有良好的生活自理能力和控制血糖的主动性，有一定的文化知识和理解能力，还要有一定的经济能力等。

需要注意的是，胰岛素泵是通过胰岛素输注管路将药液输送至皮下组织，因此，输注管路可引起的并发症不能忽视，这些并发症包括输注位点并发症、技术方法不恰当导致的并发症以及异常代谢表现。《2016版中国糖尿病药物注射技术指南》推荐，可根据患者个体情况，输注管路72小时进行更换，以较少输注位点并发症和可能造成的异常代谢。当患者出现原因不明的血糖波动时，应及时检查输注管路，确认有无异常。在进行输注管路植入时，要根据患者体形、活动要求，选择适宜植入角度或辅助进针工具等。

四、无针注射器

目前，临床可供选择的无针注射器（图4-11）有两种：一种是利用高压气流喷射原理，以喷雾的形式将胰岛素通过注射器的微孔快速注入皮下；另一种则是利用超声波作用于人体皮肤表面的角质层，从而形成一个可逆的"微通道"，将药液导入皮下。与注射笔针头相比，无针注射器注入的药液具有分布广、扩散快、吸收快且均匀的特点。目前已有诸多临床研究表明，使用无针注射器注射速效胰岛素，吸收更快，更类似生理性胰岛素的分泌模式，可以更快地减轻餐后高血糖负担，缩短胰岛素降糖作用的持续时间，降低了延时低血糖发生的风险。无针注射器最大的优势在于它不需要针头，可以消除针头注射引起的疼痛和恐惧感。但其缺点是价格较高，拆洗安装过程较为复杂，且往往可造成瘦弱患者的皮肤青肿。

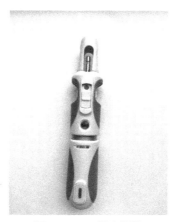

图 4-11　无针注射器

有研究报道，注射不同剂量的胰岛素，患者感受的疼痛程度不同。小剂量注射胰岛素（<8 U）时，患者无疼痛感或有轻微疼痛，无针注射比有针注射更有优势；当注射胰岛素剂量 ≥ 16 U 时，患者可感受到明显的疼痛，与传统有针注射比较，疼痛感更强。目前，无针注射器最大注射容量不超过 100 U，较大剂量无针注射治疗时，注射容量会较快用完，频繁的装药增加了患者重复操作过程，特别是老年人操作不方便，因此，推荐胰岛素注射为 4 ～ 8 U 时使用无针注射，胰岛素注射剂量 ≥ 20 U 使用有针注射。

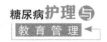

五、注射笔用针头（图 4-12）

糖尿病药物注射的目标是将药物可靠地输送至皮下组织内，确保无漏液、无不适，选择合适的针头长度是其关键。选择针头长度需个体化，需考虑接受胰岛素笔注射患者的体形、胰岛素类型和生理特点。针头越短，安全性越高，通常耐受性更好。目前常见的注射笔用针头的规格比较多，有 4 mm × 0.23 mm（32 G）、5 mm × 0.25 mm（31 G）、8 mm × 0.25 mm（31 G）和 12.7 mm × 0.33 mm（29 G）。

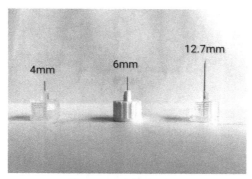

图 4-12　注射笔用针头

据《2014-2015 全球糖尿病患者胰岛素注射技术调查问卷》（该调查是第三次全球糖尿病患者胰岛素注射技术近况调查。该研究从 2014 年 2 月持续到 2015 年 6 月，共纳入来自 41 个国家的 13 298 例患者，其中包括 3853 例中国大陆患者，100 例中国台湾患者）结果显示，全球范围内，不规范注射现象普遍存在，而我国糖尿病患者的注射现状更是不容乐观。注射装置方面，近几年来针头长度发生了很大的变化，从 8 mm 缩短到 4.5 mm。但目前，使用 4 mm 和 8 mm 针头的患者分别约占 19% 和 10%，使用 5 mm 和 6 mm 的患者分别约为 58% 和 12%。相当高比例的患者还继续在高危部位（如四肢，尤其是女性）使用 8 mm 针头。短针头趋向于更小的直径和更新的几何结构（如超薄壁和 5 切面针尖）。

在 1 型糖尿病患者、儿童和青少年中，4 mm 针头的使用更加频繁，且与下列因素相关：BMI 较低、胰岛素使用时间较短、年龄较小、胰岛素每日总剂量较少、每日采指血次数较多、高血糖事件较少、因低血糖住院较少、针头重复使用较少及皮下脂肪增生较少。

在我国超过 80% 的患者重复使用针头，大多数患者重复使用次数少于 5 次，但也有 45% 的患者重复使用针头 6 次及以上。重复使用针头的主要原因是为了省钱和图方便。从世界范围来看，以下群体重复使用针头频率往往更高：男性、2 型糖尿病患者、成年人（多于儿童或青少年）及每日多次注射者。在针头重复使用患者中脂肪增生更加频发。疼痛也与针头的重复使用相关，并且随着针头重复使用次数增多而增加。重复使用针头的患者也较为不愿意携带容器来处置使用过的针头。

《版中国糖尿病药物注射技术指南（2016 年版）》关于胰岛素针头使用总体推荐原则如表 4-11 所示。

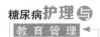
表 4-11　选择针头长度的推荐

人群	针头长度	是否捏皮	进针角度	参考意见
成人	4，5	否	90°	无须捏皮垂直进针
	6，8，12.7	消瘦—是	90°	6 mm，消瘦成人需要捏皮垂直进针
		正常及肥胖—否	90°	6 mm，肥胖成人需要捏皮垂直进针
儿童	4	否	90°	4 mm，儿童无须捏皮垂直进针
	5	否	90°	5 mm，儿童无须捏皮垂直进针
		消瘦—是	90°	5 mm，消瘦儿童需捏皮垂直进针
	6	是	90°	6 mm，需要捏皮垂直进针
	8，12.7	是	45°	

参考文献

［1］中华医学会内分泌学分会．中国成人 2 型糖尿病口服降糖药联合治疗专家共识（2019 年版）[J]. 中华糖尿病杂志，2019，35（3）：190-199.

［2］中华医学会糖尿病学分会．中国 2 型糖尿病防治指南（2020 年版）[J]. 中华糖尿病杂志，2021，13（4）：315-409.

［3］AmericanDiabetes Association.GlycemicTargets：Standardsof Medical Care in Diabetes-2020[J]. Diabetes Care2020，43（Suppl 1）：S1-S212.

［4］JI L，HAN P，WANG X，et al. Randomized clinical trial of the safety and efficacy of sitagliptin and metformin co-administered to Chinese patients with type 2 diabetes mellitus[J]. J Diabetes Investig，2016，7（5）：727-736.

［5］DU J，LIANG L，FANG H，et al. Efficacy and safety of saxagliptin compared with acarbose in Chinese patients with type 2 diabetes mellitus uncontrolled on metformin monotherapy：Results of a Phase IV open-label randomized controlled

study （the SMART study）[J]. Diabetes Obes Metab，2017，19（11）：
1513–1520.

［6］HOLMAN R R，COLEMAN R L，CHAN J C N，et al. Effects of acarbose
on cardiovascular and diabetes outcomes in patients with coronary heart
disease and impaired glucose tolerance（ACE）：a randomised，double-
blind，placebo-controlled trial[J]. The lancet Diabetes & endocrinology，
2017，5（11）：877–886.

［7］中国 2 型糖尿病患者餐后高血糖管理专家共识编写组 . 中国 2 型糖尿病患
者餐后高血糖管理专家共识 [J]. 中国糖尿病杂志，2016，24（5）：388.

［8］中国医师协会内分泌代谢科医师分会 . DPP-4 抑制剂临床应用专家共
识 [J] . 中华内分泌代谢杂志，2018，34（11）：899–903.

［9］GALLO L A，WRIGHT E M，VALLON V. Probing SGLT2 as a therapeutic
target for diabetes：basic physiology and consequences[J]. Diab Vasc Dis Res，
2015，12（2）：78–89.

［10］OGAWA W，SAKAGUCHI K. Euglycemic diabetic ketoacidosis induced by
SGLT2 inhibitors：possible mechanism and contributing factors[J]. Journal
of diabetes investigation，2016，7（2）：135–138.

［11］班绎娟，许樟荣 . 胰高血糖素样肽 -1 类似物治疗 2 型糖尿病的研究
进展 [J]. 中华老年多器官疾病杂志，2014（5）：391–395.

［12］中华医学会糖尿病学分会微血管并发症学组 . 中国糖尿病肾脏疾病防
治临床指南 [J]. 中华糖尿病杂志，2019，11（1）：15–28.

［13］洪天配，母义明，纪立农，等 .2 型糖尿病合并动脉粥样硬化性心血
管疾病患者降糖药物应用专家共识 [J]. 中国糖尿病杂志，2017，25：
2247–2257.

［14］中华医学会内分泌分学会 . 中国 2 型糖尿病合并肥胖综合管理专家共
识 [J]. 中华内分泌代谢杂志，2016，32：623–627.

［15］王彤 .GLP-1 在 2 型糖尿病治疗中的应用研究进展 [J]. 中国处方药，
2019，17：28-29.

［16］纪立农，邹大进，洪天配，等 .GLP-1 受体激动剂临床应用专家指导
意见 [J]. 中国糖尿病杂志，2018，26（5）：353-361.

［17］中华医学会糖尿病学分会 . 中国糖尿病药物注射技术指南（2016 年版）
[J]. 中华糖尿病杂志，2017，9（2）：83-85.

［18］王若文，吴颖，梁萍 . 不同剂量条件下胰岛素无针注射器对注射疼痛
影响的研究 [J]. 心理医生，2015，21（16）：215-216.

第五章 糖尿病急性并发症及其护理

要点提示

- 低血糖是糖尿病患者在治疗过程中经常发生的现象，也是血糖达标的主要障碍。它可以通过选择合适的降糖药物、规律进餐和运动、避免酗酒等对策得到预防。

- 糖尿病酮症酸中毒（DKA）是糖尿病常见的急性并发症之一，其发生的常见诱因，包括急性感染、胰岛素不适当减量或突然中断治疗、饮食不当、胃肠疾病等。治疗原则为尽快补液以恢复血容量、降低血糖、纠正电解质及酸碱平衡失调，同时积极寻找和消除诱因。

- 糖尿病高血糖高渗状态（HHS）发病率低于DKA，但预后较差，死亡率高。其诊断并不困难，关键是提高对本病的认识和警惕，及早发现，及时治疗。

- 糖尿病乳酸酸中毒发生率低，死亡率高，预后较差，早期诊断对其治疗有着重要意义。其多发生于伴有全身疾病或大量服用双胍类药物的糖尿病患者。治疗以预防为主，对于肝、肾功能不全的患者应尽量避免使用双胍类药物。

第一节　低血糖的诊治与护理

低血糖是糖尿病患者血糖达标的主要障碍，危害也较大，严重的低血糖甚至可危及生命，应该引起特别注意。糖尿病患者在治疗过程中应避免发生低血糖。对非糖尿病患者来说，低血糖症的诊断标准为血糖＜ 2.8 mmol/L。而接受药物治疗的糖尿病患者只要血糖水平≤ 3.9 mmol/L 就属于低血糖范畴。2020 年 ADA 指南将低血糖分为三个等级。

一级：血糖≤ 3.9 mmol/L，但≥ 3.0 mmol/L。

二级：血糖＜ 3.0 mmol/L，并出现低血糖相关的神经系统症状，需要立即采取措施解除低血糖症状。

三级：没有特定血糖界限，伴有严重认知功能障碍，且需要他人救助的血糖。

一、临床表现

低血糖的临床表现与血糖降低的水平、下降的速度有关，可表现为大汗、颤抖、面色苍白、心悸、焦虑、四肢发凉、饥饿感等交感神经过度兴奋症状，对于存在糖尿病自主神经病变或反复发生低血糖导致机体感知低血糖的阈值下降，或血糖下降缓慢而持久的患者，常可出现神志改变、认知功能障碍、抽搐和昏迷等中枢神经受抑制症状。老年患者发生低血糖时，常可表现为行为异常或其他非典型症状。老年或反复发生低血糖的患者，其低血糖的感知能力下降，可发生无症状的低血糖昏迷。因此，若糖尿病患者出现上述症状，应高度警惕低血糖发生的可能，及时检测血糖。

二、治疗

血糖 ≤ 3.9 mmol/L 的糖尿病患者，需要摄入葡萄糖或含糖食物。严重的低血糖，需要根据患者的意识状态和血糖监测情况给予相应的治疗和监护（图 5-1）。

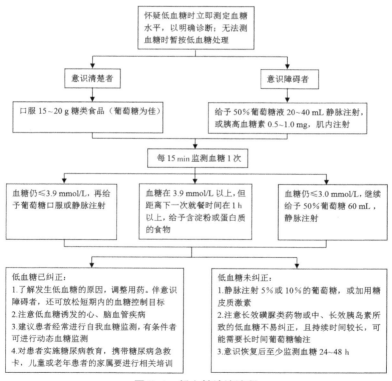

图 5-1　低血糖诊治流程

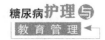

三、护理

（一）密切观察病情及血糖变化

在治疗和护理糖尿病患者期间加强病房巡视、密切监测血糖水平变化，可预判并降低低血糖的发生率。指导患者正确使用血糖仪，并帮其制定个体化的控糖目标和降糖方案，在治疗中尤为重要。

（二）心理护理

认真了解低血糖患者的真实感受和想法，积极进行疏导，告知其接受正确的治疗能有效预防低血糖的发生，去除患者对发生低血糖的困惑，消除危机感，改变可能产生的焦虑、抑郁等不良情绪，使其保持积极乐观的心态接受治疗。

（三）健康知识宣教

1. 向患者和家属讲述低血糖发生的原因、症状、如何预防及发生低血糖后的应对措施。

2. 告知患者及家属，降糖方案应个体化，预防低血糖、平稳控糖是治疗的关键。

3. 指导患者遵医嘱规律、合理用药，切忌随意改变用药种类和剂量。

4. 指导患者平衡膳食，定时定量，勿空腹饮酒。

5. 指导患者合理运动，制定个体化运动方案。

6. 定期检查血糖、HbA1c及复诊，在医生的指导下根据病情进行药物调整。

7.随身携带含糖类食物、急救卡，预防低血糖及严重并发症的发生。

第二节　糖尿病酮症酸中毒的护理

一、定义

糖尿病酮症酸中毒（DKA）是由于胰岛素严重缺乏和升糖激素不适当升高引起的糖、脂肪和蛋白质代谢严重紊乱综合征，主要表现为高血糖、酮血症和代谢性酸中毒，是糖尿病常见的急性并发症之一。

二、临床表现

DKA常呈急性发病，1型糖尿病发病速度较2型糖尿病略快。在DKA发病前数天可有多尿、口干、多饮和乏力症状的加重。随着病情的加重及代偿能力的耗竭，可出现食欲减退、恶心、呕吐、腹痛、呼气中有烂苹果味（丙酮气味）。病情进一步发展，可出现尿量减少、皮肤黏膜干燥、眼球下陷，脉细速、血压下降、四肢厥冷等严重失水症状。到晚期，可出现神志淡漠，机体反射迟钝，甚至消失，最终进入昏迷状态。

三、治疗

已经诊断，应立即开始治疗。治疗重点为纠正病理生理变化；尽快补充液体以恢复血容量；控制血糖；纠正电解质及酸碱平衡失调；去除诱因，防止可能复发的因素；防治并发症，降低病死率。对仅有酮症而无酸中毒的患者，仍需补充液体和胰岛素治疗，直到酮体转阴。

（一）补液

大部分 DKA 患者存在脱水和电解质紊乱，补液不仅能纠正失水，恢复血容量和肾灌注，还有助于血糖的降低和清除酮体。

1. 估算补液量：根据患者年龄、脏器功能等情况综合评估。

2. 补液速度：应先快后慢，如无心力衰竭，第 1 小时输入生理盐水 1000 ～ 1500 mL，以后根据患者心率、尿量、全身循环状况和实验室检查结果，调整补液量和补液速度；补液应静脉输入和饮水相结合；心、肾功能不全者应控制补液速度；第 1 个 24 小时内补足预算的机体液体丢失量。

3. 补液品种的选择：一般先补充 0.9% 生理盐水，当血糖 ≤ 13.9 mmol/L 时，须补充 5% 葡萄糖或葡萄糖盐水。

（二）胰岛素的应用

多数情况下，补液的同时即开始胰岛素的治疗。常用方法为 0.1 U/（kg·h）持续静滴，但对于重症患者，首次可静脉注射 0.1 U/kg 体重的胰岛素负荷剂量，随后以 0.1 U/（kg·h）速度持续输注，每小时监测 1 次血糖，使血糖缓慢下降。当 DKA 患者血糖降至 13.9 mmoL/L 时，应减少胰岛素输入量，此后根据血糖来调整胰岛素泵入速度和葡萄糖浓度，当血糖降至 11.1 mmoL/L，pH > 7.3，酮体阴性后，可以调整为皮下胰岛素注射治疗方案。

（三）纠正电解质紊乱

通过生理盐水的输注，低钠、低氯血症一般可纠正。DKA时钾丢失严重，补液和胰岛素治疗和纠正酸中毒可使钾离子向细胞内转移，血钾水平更低。为防止低钾血症的发生，在开始胰岛素及补液治疗后，只要血钾低于5.5 mmol/L，且尿量正常，即应静脉补钾；若治疗前血钾 < 3.3 mmol/L，应优先进行补钾治疗；当血钾升至3.3 mmol/L时，再开始胰岛素治疗，以免发生心律失常、心脏骤停和呼吸肌麻痹；如治疗前已有高血钾，等血钾降至正常范围再开始补钾。

（四）纠正酸中毒

DKA患者在经上述治疗后，酸中毒随代谢紊乱的纠正而恢复，通常不需要补碱。《中国2型糖尿病防治指南（2017版）》推荐，仅在 pH < 7.0 的患者考虑适当补碱治疗。

（五）去除诱因和治疗并发症

去除感染、脱水等诱因，防止休克、心律失常、脑水肿、肾衰等并发症。

四、护理

（一）严密观察病情变化，做好护理记录

立即给予心电监护，监测意识、体温、脉搏、呼吸、血压等基本生命体征并记录，发现异常及时通知医生，如患者意识不清、躁动，应约束四肢，头偏向一侧，保持呼吸道通畅；给予鼻导管吸氧，观察用氧效果；观察手足温度、脉搏强弱等微循环状态；

观察皮肤弹性变化，有无眼眶凹陷等脱水表现；及时准确记录出入量，监测每小时尿量变化，以判断脱水、酸中毒情况有无改善，为患者补液、补钾提供依据；及时准确留取血、尿标本，复查血糖、尿糖、尿酮体、血生化及血气分析等指标，以便医生掌握病情动态变化，及时调整治疗方案。

（二）液体治疗的护理

患者一经诊断并采血送化验检查后，不需等结果即开始输液，应迅速建立两条静脉通道，一条作为快速补液的通道，另一条输入胰岛素。合理安排液体滴注顺序，遵循先快后慢、先盐后糖、先晶体后胶体、见尿补钾的原则进行输液。在纠正 DKA 过程中，输液量较大，时间长，为保证液体按时按量输入，宜选择粗、直且远离关节和静脉瓣的血管，并使用静脉留置针进行穿刺，妥善固定留置针，严防静脉炎的发生。输液用的双通道置于一侧肢体，另一侧肢体用于监测血压、采血标本或给患者留下活动余地。输液速度需根据患者病情、年龄、补液量、肾功能及每小时尿量随时调整速度。此外，在采血时亦可采用套管针，以避免多次穿刺造成患者疼痛。

（三）胰岛素治疗的护理

精确的胰岛素入量和速度对治疗至关重要。滴速过快，单位时间内胰岛素输入量过大容易发生低血糖；滴速过慢，不能迅速降低血糖和使酮体转阴。为保证均衡输入，可采用微量泵持续泵入胰岛素，并每小时监测血糖 1 次，以便及时调整胰岛素的用量，避免因血糖下降过快引起的低血糖及急性脑水肿。

（四）快速血糖监测的护理

可采用两种方式进行血糖测定与记录，一种是指血糖快速测定，采血部位应选择未输液肢体的指端采血，以确保所测数值的准确性，采血时血液自然流出为最佳，避免因用力挤压引起血中的组织液较多而导致所测数值假性偏低；另一种方法为实时动态血糖监测，可随时查看患者血糖，避免因频繁扎手指给患者带来的痛苦，但需注意与指血或静脉血的比对，低血糖时应加测指血血糖以便做出准确判断。

（五）饮食护理

DKA 伴意识不清或消化道溃疡的患者须暂时禁食；无进食风险的患者，鼓励其多饮水；昏迷患者应给予留置胃管。饮食应遵循糖尿病患者的饮食原则（可参照饮食章节），急性期后加强饮食健康宣教，指导患者及家属科学管理患者的饮食结构，避免因饮食不当再次引发 DKA 的发生。

（六）心理护理

DKA 患者病情危重，变化快，可危及生命，患者常伴有紧张、恐惧等消极情绪，不能很好地配合治疗，因此，要对患者及其家属做好心理护理，安抚患者情绪，耐心讲解疾病的性质及处理经过，缓解紧张、恐惧心理，帮助其树立信心，积极配合治疗。

（七）基础护理

保持口腔清洁，口腔护理每日 2 次。患者出汗较多时用温热毛巾及时擦净汗液，保持床铺及衣服的清洁干燥。昏迷患者需应用气垫床，并定时翻身扣背，以防发生压疮及坠积性肺炎；如需

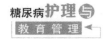

留置尿管，操作时需严格按照无菌技术操作，每小时记录尿量，定期更换集尿袋，每日清洁尿道口2次，避免尿路感染。叮嘱患者皮肤瘙痒时不要用力抓挠，可用温水擦洗，及时帮患者剪指（趾）甲，以免抓伤皮肤。

（八）健康指导

患者病情好转后，要向家属讲解DKA诱因、规律用药的重要性，以避免再次发生；讲解监测血糖、注射胰岛素的方法、胰岛素使用注意事项，切不可自己随意增减胰岛素的剂量，并要定期门诊随访等。

第三节　高血糖高渗状态的护理

一、定义

高血糖高渗状态（HHS）是糖尿病的严重急性并发症之一，临床上多表现为严重高血糖而无明显DKA、血浆渗透压显著升高、脱水和意识障碍等精神神经系统的症状。多见于老年糖尿病患者。

二、临床表现

HHS起病隐匿，初期常先出现口渴、多尿和乏力等糖尿病症状，可同时伴有恶心、呕吐、食欲减退。病情进展可出现典型症状，主要表现为脱水和神经系统症状和体征。当血浆渗透压＞

320 mOsm/L 时，即可出现精神症状，如淡漠、嗜睡等；当血浆渗透压 > 350 mOsm/L 时，可出现定向力障碍、幻觉、上肢拍击样粗震颤、癫痫样发作、偏瘫、偏盲、失语、视觉障碍、昏迷和锥体束阳性病理征。

三、治疗

HHS 病情危重、并发症多，病死率高于 DKA。主要包括积极补液，纠正脱水；小剂量胰岛素静脉输注控制血糖；纠正诱发因素等其他治疗。

（一）补液

HHS 失水较 DKA 严重，参考 DKA 相关内容，按需逐渐补足（分批于 2 ～ 3 天）的方案补液，避免肺水肿和脑水肿的发生。首选生理盐水静脉补液，也可以选择常规饮用水，通过胃肠道补充水剂，昏迷患者胃管注入（日补液量的 1/3 ～ 1/2）以减轻心脏负荷，效果较好。补液速度与 DKA 治疗相仿，第 1 小时给予 1000 ～ 1500 mL，随后补液速度根据脱水程度、电解质水平、血浆渗透压、尿量等调整。24 小时血钠下降速度应不超过 10 mmol/L。

（二）调整胰岛素的用量

使用原则与治疗 DKA 大致相同。当血糖降至 16.7 mmol/L 时，应减慢胰岛素的滴注速度，改用 5% 葡萄糖或糖盐水溶液静滴，并不断调整胰岛素用量，使血糖逐渐降至正常，勿操之过急。老年人、合并多脏器功能不全、危重者的血糖不宜降至过低，维持在 8 ～ 10 mmol/L 即可，避免发生低血糖。

（三）纠正诱发因素等其他治疗

去除诱因，补钾，维持水电解质平衡，防止发生消化道、心脏、肾脏等并发症。

四、护理

（一）密切观察病情变化

立即给予心电监护，每小时监测患者意识、脉搏、呼吸、血压、血氧饱和度、皮肤温度等，并详细记录；准确记录出入量，以了解血容量是否充足，并为补液、补钾提供参考；认真观察患者的神志、瞳孔大小、对光反射，及时发现神经系统损害，如抽搐、偏瘫、失语等；注意观察血压变化，如脱水已纠正，但血压仍下降，要排查是否有其他并发症的发生。

（二）补液的护理

静脉补液：同 DKA 的静脉补液护理。

胃肠道补液：意识清醒者可口服温水补液；意识障碍者遵医嘱留置胃管进行补液，每 2 小时鼻饲温水 200 mL，水温为 38 ～ 41℃，每次注水前回抽胃内残余，如残余量＞ 150 mL，回注残余液，暂停鼻饲 1 次。鼻饲后保持床头抬高 20° ～ 40°，防止胃内食物反流引起窒息。待患者意识逐渐恢复，鼓励患者经口饮温水。

（三）胰岛素治疗护理

护理过程中将输注胰岛素的注射器及延长管以醒目标记粘贴，保证用药安全。为保证均衡输入，可采用微量泵持续泵入胰岛素，并每小时监测血糖 1 次，以便及时调整胰岛素的用量，避免因血糖下降过快引起低血糖和急性脑水肿。密切观察患者有无大汗、肢体震颤等低血糖表现。

（四）呼吸道的管理

护理人员应让患者平卧位，头偏向一侧，维持呼吸道的通畅，予以持续性低流量吸氧，每分钟氧流量为 2 L，以纠正组织缺氧，避免脑损伤。监测血氧饱和度的变化，为指导正确吸氧提供依据。

（五）基础护理

协助医师做好各项检查。定时采取血标本，留尿标本送检，动态监测血钾、血钠、血氯、尿素氮、血酮体、尿糖等，为调整胰岛素用量和补充电解质提供依据。

生活护理：加强安全防护，及时使用防护栏、约束带，防止患者发生坠床、自伤等意外。

口腔护理：每日 2 次清洁口腔，避免口腔感染。

皮肤护理：患者绝对卧床，注意保暖，每 2 小时更换体位，按摩受压部位数分钟，使用减压气垫床，保持床铺清洁、干燥、平整、无渣屑。每日做被动关节活动及肌肉按摩，防止肌肉挛缩。

保持病室安静舒适，减少家属探视，维持通风，保证空气的新鲜，同时对病房进行定时消毒，预防交叉感染。

（六）健康指导

患者病情好转后，要向家属讲解 HHS 的诱因及危害性、规律用药的重要性，以避免再次发生；讲解监测血糖、注射胰岛素

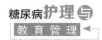

的方法、胰岛素使用注意事项，切不可让患者和家属随意增减胰岛素的剂量，并定期门诊随访；保持良好的生活方式，保证适当饮水量。

第四节　糖尿病乳酸性酸中毒的护理

一、定义

乳酸性酸中毒是由于各种原因导致机体缺氧、乳酸过多，或由于肝的病变导致乳酸利用减少，清创障碍，引起血清乳酸浓度明显升高，多发生于伴有肝、肾功能不全和慢性心、肺功能不全等缺氧性疾病患者，以及大量服用双胍类药物的患者。其发生率低，死亡率高。

二、临床表现

起病较急，以代谢性酸中毒症状为主，可有深大呼吸，皮肤湿冷，意识障碍及伴发疾病症状。

三、治疗

预防为主，肝、肾功能不全的患者应避免使用双胍类药物。一旦发生，应积极治疗。

（一）纠正酸中毒

目前主张给予小剂量碳酸氢钠持续静脉滴注的方式，使碳酸氢根上升 4 ～ 6 mmol/L，维持在 14 ～ 16 mmol/L，动脉血 pH ＞ 7.2。重症者可通过血液透析、血液滤过等方法纠正酸中毒。

（二）病因治疗和对症处理

积极寻找乳酸性酸中毒的诱因，停用双胍类药物；胰岛素不足诱发者给予胰岛素治疗；缺氧患者立即给予吸氧；休克者立即给予补液、扩容改善组织灌注，减少乳酸产生、促进利尿排酸；保护脏器功能。在纠正酸中毒的同时，适当补充葡萄糖和胰岛素，以促进体内有氧代谢提供能量，尤其是合并有 DKA 的患者。

四、护理

护理一般包括观察病情、补液护理、心理护理、基础护理、健康指导等，护理方法同 DKA。

参考文献

［1］中华医学会糖尿病学分会 . 中国 2 型糖尿病防治指南（2017 年版）[J]，中华糖尿病杂志，2018，10（1）：24.

［2］Diabetes Care.2020 Jan；43（Supp 1）：S1–S212.

［3］汪晔，房丽 . 综合护理对糖尿病低血糖患者的效果分析[J]. 中国医药导刊，2017，19（5）：524–530.

［4］中华医学会糖尿病学分会 . 中国高血糖危象诊断与治疗指南 [J]. 中华糖尿病杂志，2013，5（8）：449–461.

［5］FRANK L A，SOLOMON A. Hyperglycaemic hyperosmolar state[J]. Br J Hosp Med（Lond），2016，77（9）：C130–133.

［6］郝明，匡洪宇 . 高血糖高渗综合征的诊治 [J]. 中华内科杂志，2016，

55（10）：804-806.

［7］KITABCHI A E，UMPIERREZ G E，MILES J M，et al. Hyperglycemic crises in adult patients with diabetes[J]. Diabetes Care，2009，32（7）：1335-1343.

［8］母义明 . 实用临床内分泌诊疗手册 [M]. 吉林：吉林大学出版社，2016.

［9］ADROGUE H J，MADIAS N E. Hypernatremia[J]. N Engl J Med，2000，342（20）：1493-1499.

［10］陆军 .1 例糖尿病高渗综合征患者的护理体会 [J]. 世界最新医学信息，2015，15（32）：199.

第六章　糖尿病慢性并发症的护理

要点提示

- 心血管疾病是糖尿病患者死亡的主要原因之一。
- 糖尿病周围神经病变（DPN）、糖尿病视网膜病变（DR）及糖尿病肾病是糖尿病的微血管并发症。良好的代谢控制，如血糖、血压、血脂管理等是预防糖尿病神经病变的重要措施。糖尿病视网膜病变与糖尿病肾病常同时发生。
- 糖尿病与牙周病互为高危因素。
- 糖尿病患者发生下肢血管病变的危险明显高于非糖尿病患者，根据糖尿病下肢血管病变的发展进程，其治疗措施有所不同，对糖尿病下肢血管病变患者的护理也是多方面的。
- 糖尿病足是糖尿病最为严重的并发症之一，对患者和社会造成了极大的经济负担，会严重影响患者的生活质量。

第一节　糖尿病心、脑血管疾病的护理

一、临床特点

糖尿病是心、脑血管疾病的独立危险因素，同时心、脑血管疾病也是糖尿病患者致死、致残的主要原因之一。糖尿病患者的发病风险是非糖尿病人群的 2～4 倍。

（一）糖尿病合并冠心病的临床特点

1.冠心病发生年龄：1 型糖尿病引起的糖尿病心脏病可发在 30～40 岁，2 型糖尿病引起的糖尿病心脏病通常发生在 50～60 岁。

2.症状不典型：虽可有心绞痛、充血性心衰等症状，但由于自主神经病变的存在，可无心绞痛，但有疲乏、胃肠道症状、劳力性呼吸困难等非典型症状，无症状的冠心病在糖尿病患者中可达 20%～50%。

3.诊断不及时：常在诊断时已有多支冠状动脉的病变，狭窄程度重，以复杂性病变为主。早期可出现舒张功能不全。

（二）糖尿病性脑血管疾病的临床特点

1.脑动脉硬化：指脑动脉粥样硬化、小动脉硬化、玻璃样变等动脉管壁变性所引起的非急性、弥漫性脑组织改变和神经功能障碍，常有神经衰弱综合征、脑动脉硬化性痴呆、假性延髓麻痹。

2.急性脑血管病：糖尿病的脑动脉硬化与非糖尿病患者相比没有本质上的不同，但糖尿病性脑血管病除少数呈现短暂性脑缺血、发生蛛网膜下腔出血外，主要为脑血栓形成，以中小梗死和多发性病灶较为多见，而脑出血较少。

二、治疗

调脂、降压、降糖、改善心率、减轻心脏负荷、抗血小板聚集和抗凝治疗，以及冠状动脉血流重建术，都是糖尿病心、脑血管疾病治疗的范畴。当患者出现急性冠脉综合征、脑卒中等心、脑血管急性事件时，需要多学科联合诊治，尤其是要专科处置，以确保患者的安全。

三、护理

（一）识别危险因素

目前或以前的脑血管疾病、心房颤动、高血压、高血脂、高血糖、蛋白尿和吸烟，以及年龄在 ≥ 60 岁的糖尿病患者都被认为具有高心、脑血管风险，并且不需要应用评估。心、脑血管疾病的既定和潜在可改变的危险因素包括：

1. 吸烟：准确的吸烟史在评估心、脑血管疾病风险时是至关重要的，无论年龄如何，都应该鼓励其停止吸烟。

2. 高血压：孤立性收缩期高血压是老年人冠心病的一个强有力的预测指标，其频率随年龄增长而增加。许多研究表明，识别和控制血压升高，特别是收缩压（SBP），可以减轻心、脑血管疾病，特别是脑卒中的风险。

3. 血脂异常：应首先评估全脂谱，包括总胆固醇、低密度脂蛋白胆固醇（LDL-C）、高密度脂蛋白胆固醇（HDL-C）和甘油三酯，然后在临床相关的时间间隔进行评估。

4.肾功能不全：蛋白尿和微量白蛋白尿者发生脑血管疾病的风险显著增加。定期检测蛋白尿是风险评估的一部分。

5.高血糖：改善血糖控制似乎对糖尿病合并的心血管疾病中期影响最小，可能需要长达20年的血糖控制才能显著减少糖尿病合并心血管疾病的发生概率。

6.抑郁：糖尿病患者比同年龄阶段的非糖尿病患者更易抑郁。

7.外周动脉疾病：低踝臂指数（ABI）可预测心绞痛、心肌梗死、充血性心力衰竭和脑卒中。

8.阻塞性睡眠呼吸暂停：与相对增加的脑血管疾病的发病率和死亡率有关，在临床指示和设施可用的情况下应考虑、识别和适当治疗。

9.牙周炎：牙科检查应被视为脑血管疾病的风险评估和保护的一部分。

10.肥胖：是青年到中年个体心、脑血管疾病的危险因素，并与发病率和死亡率有关。体重、BMI和腰围应作为总体风险评估的一部分并加以记录，一旦超重和肥胖，及时制定个性化的减肥方案。

（二）饮食指导

护理人员应根据患者的身体情况，帮助患者养成健康的饮食习惯，戒烟酒，告知其合理饮食的重要性。平日饮食清淡为主，多食用蔬菜、水果，避免高蛋白、高脂肪、高糖饮食，避免发生便秘，每天食盐摄入量应控制在6 g以内。

（三）运动指导

根据患者身体情况，对患者运动时间、运动量进行适当调整。运动过程中应循序渐进，具体可参见运动章节。

（四）药物指导

根据 2 型糖尿病合并心、脑血管疾病患者情况，监测用药，关注不良反应。若发生异常现象，应及时停止用药。服药期间不可擅自增减药物剂量，避免对治疗效果及患者自身安全造成影响。

（五）心理护理

加强心理干预。由于 2 型糖尿病合并心、脑血管疾病需要长期接受药物治疗，因此，患者因为自身疾病的原因及对家庭经济的担心极易出现焦虑、抑郁及暴躁等负面情绪，对患者治疗效果造成不良影响。部分患者因为长期患病，甚至出现拒绝或放弃治疗的现象，因此，护理人员需要对患者基本信息进行详细了解，针对患者自身情况对其实施针对性心理干预，从而缓解患者不良情绪，使其带着积极乐观的态度接受治疗。

（六）随访

加强对患者的随访，叮嘱患者遵医嘱规律服药，定期到医院复诊，以便及时调整用药方案。帮助患者建立良好的日常饮食、起居习惯，避免发生过劳现象，保持优质且稳定的日常生活作息，降低心、脑血管不良事件的发生率。

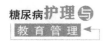

第二节 糖尿病肾病的护理

一、临床特点

糖尿病肾病是指由糖尿病所致的慢性肾脏疾病（CKD）。我国 20%～40% 的糖尿病患者合并糖尿病肾病，现已成为终末期肾病的主要原因。糖尿病肾病的危险因素包括年龄、高血压、肥胖（尤其是腹型肥胖）、高血脂、高尿酸、环境污染物等。诊断主要依赖于尿白蛋白和 eGFR 水平，治疗以降糖和降压为基础的综合治疗，规律随访和适时转诊可改善糖尿病肾病的预后。肾脏病改善全球预后组织（KDIGO）建议，联合 CKD 分期 G1～G5 和白蛋白尿分期［A1 期：尿微量白蛋白（UACR）< 30 mg/g；A2 期：UACR 30～300 mg/g；A3 期：UACR > 300 mg/g］判定糖尿病肾病的严重程度。

二、治疗

（一）控制血糖

有效的降糖治疗可延缓糖尿病肾病的发生和进展，推荐所有糖尿病肾病患者进行合理的降糖治疗。

（二）控制血压

合理的降压治疗可延缓糖尿病肾病的发生和进展，治疗期间应定期随访 UACR、血清肌酐、血钾水平。如有必要，随时调整

122

治疗方案。

（三）透析治疗和移植

当 eGFR < 60 mL/（min·1.73 m^2）时，应评估并治疗潜在的 CKD 并发症；eGFR < 30 mL/（min·1.73 m^2）时，应积极咨询肾脏专科，评估是否应当接受肾脏替代治疗。

（四）纠正血脂异常

建议所有糖尿病患者首选他汀类药物，为了提高降脂治疗的达标率，往往需要不同类别的降脂药联合应用，但需谨慎。

三、护理

（一）饮食指导

根据患者疾病分期进行有效的饮食指导，选择一些含能量高而蛋白质含量低的食物，如山药、南瓜、麦淀粉等。既可补充能量又不含蛋白质，不会加重肾脏负担。

蛋白质：早期肾病患者，蛋白质的摄入量应减少 0.8 ～ 1.0 g/（kg·d）；晚期肾病患者，蛋白质的摄入量应减少至 0.6 g/（kg·d），这样做有助于平衡肾功能的各项指标,如尿蛋白的排泄率及 eGFR 等。

钠、水：糖尿病肾病大多伴有不同程度的水肿及高血压，故应适当限制盐和水的摄入，盐摄入 2 ～ 3 g/d，以保证患者体重、血压和电解质的正常。

限制饮水：每天的饮水量 = 尿量 + 非显性失水量（出汗、呼气、大便中的水分，夏季按 700 ～ 800 mL 计算，冬季按 500 ～ 600 mL 计算）。量出为入，以保证机体的水钠平衡。

维生素：患者要注意补充水溶性维生素，特别是维生素 B 和维生素 C，其对神经和血管有保护作用，可避免肾血管的进一步损害。

钙、磷：当肾功能损害时，磷在体内蓄积，出现高磷血症，而血中磷升高则会引起血钙降低，而低钙高磷会引发甲状旁腺"矫枉失衡"，可加速肾衰竭的进展，所以，应选择高钙低磷饮食。禁食动物内脏，少吃南瓜子等干果，多摄入牛奶等含钙丰富的食物，平时禁饮浓茶、咖啡。

钾：每天尿量＞ 1000 mL 和血钾正常时，可不必严格限制钾的摄入，但在终末期肾病时，由于肾脏对钾的排泄功能降低，易出现高血钾，会对机体造成危害，甚至危及生命。此时应适量限制摄入含钾量高的食物。

（二）运动指导

有研究结果显示，1 型糖尿病患者低频率、低强度体育锻炼，发生糖尿病肾病的比例更高。因此，糖尿病肾病患者运动的频率和强度应达到一定的要求。患者每周应至少进行 150 分钟以上中等强度的有氧运动（运动时心率达到最高值的 50% ～ 70%），每周至少运动 3 天，每周至少 2 次对抗性训练。具体可参见运动章节。

（三）用药护理

糖尿病肾病患者进行药物治疗是需要终生坚持的，因此，部分患者易出现依从性较差，甚至排斥治疗等情况。护理人员应指导患者遵医嘱按时按量服用药物，必要时可对患者治疗的依从性及配合治疗的积极性进行调节。对不同药物作用的原理进行介绍，同时对用药时间、用药剂量、注意事项等进行详细讲述，指导患者用药之后及时进食，防止进食之前与用药之后进行剧烈运动，避免出现低血糖。阐明低血糖出现的原因与预防方式，并教会患者如何处理低血糖。

（四）预防感染

多数糖尿病肾病患者自身免疫力较差，易出现微血管痉挛及局部出现微循环障碍等情况，而大多数糖尿病肾病患者的日常生活自理能力较差，易发生各种感染，如皮肤感染。护理人员应对患者日常生活进行必要的指导，保持糖尿病肾病患者表面皮肤的清洁度，防止发生相关感染。

（五）监测血压及血糖

护理过程中要促使患者了解血糖监测的重要性，提高患者的自我管理能力，提高自我调整饮食、运动及配合药物治疗等的依从性。动态监测血糖指标，定时前往医院接受临床复查。推荐：> 18 岁的非妊娠期糖尿病患者血压应控制在 140/90 mmHg 以下；对伴有白蛋白尿的患者，推荐血压控制在 130/80 mmHg 以下，舒张压不宜低于 70 mmHg；老年患者舒张压不宜低于 60 mmHg。

（六）建立良好的生活方式及心理护理

护理人员向患者及家属详细说明相关影响因素及对疾病发展和转归产生的影响，指导并劝解患者改掉日常生活及工作中的各种不良习惯，如喝酒、吸烟等，帮助患者建立良好的日常饮食起居习惯，避免发生过劳现象，保持优质且稳定的日常生活作息。

教会患者平时注重个人卫生，降低感染的发生概率，如皮肤、泌尿系统、口腔感染等。

（七）随访

所有患者需每年检查 UACR、血清肌酐、血钾水平。G3～G4期的患者需密切随访 CKD 相关的代谢紊乱，如维生素 D、血红蛋白、碳酸氢盐、钙、磷、甲状旁腺激素等，并应根据病情的严重程度确定患者的随访频率。

第三节　糖尿病视网膜病变的护理

一、临床特点

糖尿病视网膜病变（DR）是糖尿病最常见的微血管并发症之一，是由于高血糖长期损害视网膜血管引起的眼底病变，也是处于工作年龄人群第一位的不可逆性致盲性疾病。DR，尤其是增生型糖尿病视网膜病变是糖尿病特有的并发症，其他疾病罕见。DR的主要危险因素包括糖尿病病程长、高血糖、高血压和血脂紊乱，其他相关危险因素还包括糖尿病合并妊娠（不包括妊娠期糖尿病和妊娠期显性糖尿病）。

另外，DR 常与糖尿病肾病同时发生，DR 合并微量白蛋白尿可作为糖尿病肾病的辅助诊断指标。DR 的临床分级标准及糖尿病黄斑水肿的分级标准如表 6-1、表 6-2 所示。

表 6-1　糖尿病视网膜病变 DR 的国际临床分级标准（2002 年）

病变严重程度		散瞳眼底检查所见
无明显视网膜病变		无异常
非增生型糖尿病视网膜病变（NPDR）	轻度	仅有微动脉瘤
	中度	微动脉瘤，轻于重度 NPDR 的表现
	重度	出现下列任何一个改变，但无 PDR 表现： 1. 在 4 个象限中都有多于 20 处视网膜内出血 2. 在 2 个以上象限中有静脉串珠样改变 3. 在 1 个以上象限中有显著的视网膜内微血管异常
增生型糖尿病视网膜病变（PDR）		出现以下一种或多种改变：新生血管形成、玻璃体积血或视网膜前出血

表 6-2　糖尿病黄斑水肿分级（2002 年）

病变严重程度	眼底检查所见
无明显糖尿病黄斑水肿	后极部无明显视网膜增厚或硬性渗出
有明显糖尿病黄斑水肿	后极部有明显视网膜增厚或硬性渗出
轻度	后极部存在部分视网膜增厚或硬性渗出，但远离黄斑中心
中度	视网膜增厚或硬性渗出接近黄斑，但未涉及黄斑中心
重度	视网膜增厚或硬性渗出，涉及黄斑中心

二、治疗

1. 良好地控制血糖、血压和血脂，可预防或延缓 DR 的进展。

2. 突发失明或视网膜脱离者需立即转诊眼科。

3. 激光光凝术仍是高危增生型糖尿病视网膜病变患者及某些严重非增生型糖尿病视网膜病变患者的主要治疗方法。

4. 玻璃体腔内注射抗血管内皮生长因子（VEGF），适用于威胁视力的糖尿病性黄斑水肿方法。

5. 皮质激素局部应用也可用于威胁视力的 DR 和黄斑水肿。

6. 非诺贝特可减缓 DR 进展，减少激光治疗需求。

7. 轻中度的非增生型糖尿病视网膜病变患者，在控制代谢异常和干预危险因素的基础上，可进行内科辅助治疗和随访。目前，常用的辅助治疗包括：抗氧化、使用改善微循环类药物。

三、护理

（一）眼科筛查指导

1. DR（包括糖尿病黄斑水肿）的患者可能无明显的临床症状，因此，从防盲角度来说，定期做眼底检查尤为重要。2 型糖尿病在诊断前，视网膜病变常已存在一段时间，因此，2 型糖尿病患者在确诊后应尽快进行首次眼底检查和其他方面的眼科检查。

2. 对于筛查中发现的中度及中度以上的非增生型糖尿病视网膜病变患者，应由眼科医师进一步分级诊断。

3. 初筛：2 型糖尿病患者应在明确诊断后，在短期内进行首次散瞳后的眼底筛查。而 1 型糖尿病患者，在诊断后的 5 年内应进行筛查。

4. 随访：

（1）无 DR 患者，推荐每 1 ～ 2 年进行一次检查；轻度非增生型糖尿病视网膜病变患者，每年 1 次检查；中度非增生型糖尿病视网膜病变患者，每 3 ～ 6 个月进行 1 次检查；重度非增生型糖尿病视网膜病变患者，每 3 个月进行 1 次检查。

（2）患有糖尿病的女性如果准备妊娠，应做详细的眼科检查，因为妊娠可增加 DR 的发生危险和 / 或使其进展。妊娠期糖尿病患者应在妊娠前或第一次产检、妊娠后每 3 个月及产后 1 年内进行眼科检查。

（3）对于有临床意义的黄斑水肿，应每 3 个月进行复查。

（二）运动指导

详见运动章节。

（三）眼科手术围手术期护理

患者在围手术期常会产生各种心理、生理反应，因此，做好围手术期护理对缓解患者的焦虑心理，提高手术的成功率，减少并发症的发生，促进术后康复非常重要。

1. 术前血糖控制：DR 患者术前空腹血糖（FPG）< 8.5 mmol/L，餐后 2 小时血糖 < 11.0 mmol/L。

2. 术后药物护理：用药护理是术后护理中的一个重要环节。护理人员有必要指导患者按时使用局部抗生素滴眼，防止眼部感染的发生。术后点散瞳药时，护士应注意观察患者瞳孔的变化，如出现瞳孔不规则或瞳孔不能散大时，应及时汇报给医生，给予处置。进行 DR 患者眼部伤口换药时，应严格遵循无菌操作原则。

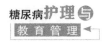

（四）健康指导

根据患者的理解能力、性格特点与文化程度，通过讲座、赠送健康手册、视频及床边教育等方式，以通俗易懂的语言向患者讲解糖尿病和 DR 的致病机制、疾病发展过程、健康危害、检测方法，以及饮食治疗、运动治疗、药物治疗等可接受的健康教育指导方案，并叮嘱患者定期做眼底检查，发现不适及时就医。让患者注意劳逸结合，避免用眼过度，注意眼部卫生。

（五）心理护理

DR 患者视觉功能受损，自理能力下降，往往承受巨大的心理压力，常处于较高的痛苦水平。

患者因疾病的影响和治疗后视力改善的不确定性，也会产生恐惧、胆怯的心理，故及时对患者进行心理干预显得尤为重要。

第四节　糖尿病周围神经病变的护理

一、临床特点

糖尿病周围神经病变（DPN）是指在排除其他原因的情况下，糖尿病患者出现周围神经功能障碍，包含脊神经、颅神经及自主神经病变，其中以糖尿病远端对称性多发性神经病变最具代表性。

130

二、治疗

（一）针对病因治疗

1. 血糖控制：积极严格地控制高血糖，并保持血糖稳定是预防和治疗 DPN 的最重要措施。

2. 神经修复：常用药物有甲钴胺、神经生长因子等。

3. 其他药物：神经营养因子、肌醇、神经节苷脂和亚麻酸等。

（二）针对神经病变的发病机制治疗

1. 抗氧化应激：通过抑制脂质过氧化，增加营养神经血管的血流量，增加神经 Na^+–K^+–ATP 酶活性，保护血管内皮功能。常用药物为硫辛酸。

2. 改善微循环：周围神经血流减少是导致 DPN 发生的一个重要因素。通过扩张血管，改善血液高凝状态和微循环，提高神经细胞的血氧供应，可有效改善 DPN 的临床症状。常用药物为前列腺素 E_1、贝前列素钠、西洛他唑、己酮可可碱、胰激肽原酶、钙拮抗剂和活血化瘀类中药等。

3. 改善代谢紊乱：通过抑制醛糖还原酶、糖基化产物、蛋白激酶 C、氨基己糖通路、血管紧张素转化酶，可改善代谢紊乱。常用药物为醛糖还原酶抑制剂，如依帕司他。

（三）疼痛管理

治疗痛性糖尿病神经病变没有特效药物，必要时可遵医嘱服用止痛药物。

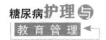

（四）自主神经病变的治疗

1. 胃轻瘫：考虑短期使用甲氧氯普胺等治疗。

2. 勃起功能障碍：主要治疗药物为磷酸二酯酶 5 型抑制剂，其可以作为一线治疗。使用方法是经尿道前列腺素海绵体内注射。此外，真空装置和阴茎假体也可以改善患者的生活质量。

3. 神经源性膀胱：由于患者存在尿潴留和尿失禁，需要间歇性导尿。

4. 心血管自主神经病变（CAN）：通过静息性心动过速和心率反应，以及卧立位血压来诊断心血管自主神经病变（卧位、Valsalva、深呼吸）。

三、护理

DPN 是最为常见的糖尿病并发症，表现最为复杂，容易误诊。由于涉及多个系统，故表现形式多样，严重程度差别非常大。良好的代谢控制，血糖、血压、血脂管理是预防 DPN 的重要措施，特别是血糖控制至关重要。定期进行神经病变的筛查及评估，重视足部护理，有利于降低足部溃疡的发生风险。

（一）健康宣教

向患者及家属讲解 DPN 相关知识，了解 DPN 防治的必要性。告知患者良好的代谢控制是预防 DPN 最有效的方法，即严格控制血糖及血脂在正常范围可阻止或延缓 DPN 进展，使患者能早期重视 DPN 的治疗和护理。教育患者采纳健康的生活方式，禁烟、酒，严格控制饮食，坚持运动，注意个人卫生，保持皮肤清洁，预防感染，密切监测血糖，严格控制血糖在正常范围。

（二）自主神经病变的护理

1. 胃轻瘫：糖尿病性胃轻瘫患者应少量进食富含膳食纤维的蔬菜，限制橙汁、西红柿汁等酸性食品，以及咖啡、可乐等刺激性食品的摄入，鼓励患者进食喜爱的食物，家属多陪伴患者，创造良好、舒适的饮食环境。在胃轻瘫好转后逐步恢复正常饮食。

2. 腹泻：自主神经病变导致的腹泻不同于一般的肠道感染，医护人员应嘱咐患者生活要有规律，食品要清洁卫生，多食易消化食品，遵医嘱给相应的收敛剂及温和的润肠剂，保持肛周皮肤清洁。

3. 神经源性膀胱：按摩下腹部，温水冲洗会阴部，每日更换内衣，避免感染，必要时导尿。

4. 体位性低血压：叮嘱患者改变体位时避免动作过猛，尤其在长时间卧床后起身。告诫患者不能久站，一旦出现眩晕、视力模糊，立即躺下或坐下。向患者家属提供体位性低血压的相关信息，使他们了解该病的预防措施，以及出现症状的处理方法，以便在家中能正确、自助处理。

（三）足部的护理

DPN 使得糖尿病患者双足深浅感觉减退，足部更易受伤，发生溃疡、感染和坏疽，严重者甚至要截肢。所以足部的护理是远端原发性感觉神经病变重要防治措施之一。护士应指导患者每日检查足部，具体措施见糖尿病足的护理内容。

（四）疼痛护理

16% ～ 26% 的糖尿病患者存在慢性神经痛。神经痛严重降低患者的生活质量，尤其影响患者的睡眠及生活乐趣。神经痛主要发生于糖尿病患者的双足，可持续性发作或阵发性发作，多在夜间加重，步行后减轻。医护人员应先对患者的疼痛症状和体征进行评估，倾听患者的主诉，详细询问病史，分散患者的注意力，给予心理支持。有学者认为，向患者解释疼痛的机制非常有帮助，包括疼痛是一种警告还是一种疾病这一概念；帮助患者理解疼痛不是因为患者没能采用药物治疗或者饮食控制而带来的惩罚；告知患者尽量避免紧张的刺激，指导患者进行放松训练，有效的放松可以取得满意的效果。如果使用镇痛剂，应叮嘱患者在晚上睡前服用，以避免夜间被疼痛惊醒。应用降钙素、镇痛药物时，注意观察药物的疗效及不良反应。

（五）睡眠护理

患者在休息过程中，体位选择平卧位，合理调匀呼吸，在呼吸过程中做到自然、从浅变深，使患者的全身肌肉放松。在准备睡眠过程中，避免进行无关紧要的事，如吃东西、玩手机等。确保患者的睡眠习惯良好，合理调整生物钟。对于入睡存在困难的患者，需要结合患者的基本情况，遵医嘱给予助眠药物进行干预。

（六）心理护理

DPN患者因出现感觉功能障碍、平衡障碍而引起跌倒风险增加，自理能力和生活质量降低。此外，跌倒引起的运动受限会加重DPN，造成恶性循环。DPN影响患者机体功能、心情和睡眠，从而造成生活质量明显下降。因此，DPN患者的心理护理显得尤其重要，应加强对患者的安全指导及心理疏导。

（七）中医护理

1. 手足药浴：其可刺激患者局部皮肤血管和神经。

2. 按摩取穴：患者熏洗后，可取平卧位，操作者指掌贴在患者足底部，来回按揉足跟至足趾。对足部各个反射区进行轻柔、缓慢、旋转按揉，对太白、太溪、涌泉、三阴交等穴位采取补法按揉，泻法重按太冲穴，并定点按揉足底部肾脏、膀胱反射区。

第五节　糖尿病下肢动脉病变的护理

一、临床特点

下肢动脉病变表现为下肢动脉的狭窄或闭塞。糖尿病患者的下肢动脉病变常累及股深动脉及胫前动脉等中小动脉。糖尿病患者发生下肢动脉粥样硬化性病变（LEAD）是非糖尿病患者的2倍。

1. 间歇性跛行：患者行走一段路程以后，出现下肢麻木无力或疼痛，以至跛行，但休息片刻后，症状可以很快缓解或消失，再走一段时间后，上述过程和状态再度出现。

2. 静息痛：主要是由动脉供血不足和静脉高压和淤血引起，通常具有夜间疼痛的特点，严重时可影响睡眠。

3. 肤色苍白或发绀。

4. 皮肤营养性改变：皮肤菲薄，汗毛脱落、稀少，脚指甲增厚、变形，皮肤溃疡或坏疽。

LEAD 的 Fontaine's 分期如表 6-3 所示。

表 6-3　LEAD 的 Fontaine's 分期

分期	临床评估
I	无症状
II a	轻度间歇性跛行
II b	中度到重度间歇性跛行
III	缺血性静息痛
IV	缺血性溃疡或坏疽

二、治疗

糖尿病合并 LEAD 的治疗目的在于延缓动脉粥样硬化疾病进一步发展，降低心脑血管意外发生风险，改善间歇性跛行及静息痛，以及减少缺血导致的溃疡和肢端坏死，降低截肢概率等，以改善患者的生活质量，延长患者的生存时间。

糖尿病性 LEAD 的规范化管理：

1. 一级预防：防止或延缓 LEAD 的发生，包括早期筛查高危因素，纠正患者的不良生活方式，包括戒烟、限酒、控制体重，积极控制代谢指标（血糖、血压、血脂等）。

2. 二级预防：对明确诊断 LEAD 的患者，进行运动康复锻炼，时间至少持续 3～6 个月；遵医嘱使用抗血小板药物、他汀类降脂药、血管紧张素转换酶抑制剂（ACEI）及血管扩张药物的治疗，以达到减轻症状，延缓 LEAD 进展，改善下肢运动功能的目标。

3. 三级预防：慢性严重肢体缺血患者，在内科保守治疗无效时，需进行血运重建治疗。治疗的最终目的是减轻疼痛、促进溃疡愈合、避免截肢、提高生活质量。血管重建手术包括外科手术治疗和血管腔内治疗。

三、护理

LEAD 患者的护理，需要在遵循糖尿病下肢血管病变一般治疗原则的同时，根据患者存在的危险因素给予相应的护理指导。

（一）心理护理

糖尿病 LEAD 患者的病史较长，随着症状逐渐加重，患者可能逐渐丧失治疗信心，焦虑、忧郁等情绪比较常见。医患人员需要加强与患者的交流、沟通，以其他好转病例鼓励患者，增强其治疗的信心。

（二）饮食护理

加强对患者的饮食指导，在遵循糖尿病的饮食治疗原则下，注意食物中各营养成分的摄取及营养结构搭配，给予足够的优质蛋白，如鱼、蛋、奶类等，减少高脂肪和高胆固醇食物的摄入量。让患者了解，通过饮食调整可以改善代谢紊乱，保护心、肾功能，有利于伤口愈合。

（三）运动锻炼

运动锻炼可以有效降低血糖，改善小腿和足部的血液循环，是改善下肢行走疼痛（间歇性跛行）既经济又低风险的一种方法。国内有学者提出，每日规律运动有助于稳定 LEAD 患者使用前列地尔药物的远期疗效。运动实施的具体要求可参照第三章第二节。Buerger 运动中的抬高患者下肢动作，可促进下肢毛细血管和静脉血液的回流。通过双足下垂的动作，促进下肢毛细血管和淋巴管的充盈收缩，实现缺血再灌注，从而达到建立侧支循环的目的。这种作用机制正好同糖尿病下肢血管病变的治疗原则一致。

Buerger 运动分 4 个步骤：

1. 患者平卧，下肢伸直提高 45°，并保持 1～2 分钟。

2. 双足下垂床边，同时双足进行背屈，趾屈左右摆动，脚趾上翘、伸直、收拢，直至足部完全变成粉红色，整个过程持续 4～5 分钟。

3. 平躺休息 2～3 分钟。

4. 连续提高脚趾、脚跟 10 次。完成整个动作大约需要 10 分钟，运动过程中不能坚持完成者由家属协助完成。

（四）加强血糖监测

高血糖可导致血管丧失正常的舒张和收缩能力，而良好的血供是糖尿病足患者切口和溃疡愈合的必需条件。因此，严格控制血糖有助于预防糖尿病 LEAD 或延缓其发展。由于患者血糖控制不佳而调整降糖治疗方案期间，应进行严格的血糖监测，如空腹、三餐前、三餐后 2 小时及睡前血糖，存在夜间低血糖风险的患者需要测凌晨 1～3 时的血糖。日常管理中，保持良好的血糖监测习惯。

（五）做好足部保健和护理

LEAD 患者教育的关键是保持患者的足部健康。

第六节 糖尿病足病的护理

一、临床特点

1999年，根据世界卫生组织（WHO）定义：糖尿病足病是糖尿病患者由于合并神经病变和各种不同程度末梢血管病变而导致下肢踝关节（包括踝关节）以外的感染、溃疡形成和/或深部组织的破坏。糖尿病足病是糖尿病最严重和治疗费用最高的慢性并发症之一，重者可以导致截肢和死亡。

二、糖尿病足病的诊断及分级

目前，临床上广为接受的分级方法主要是Wagner分级和Texas分级。

1.Wagner分级：是目前临床及科研中应用最为广泛的分级方法（表6-4、图6-1）。

表6-4 糖尿病足病的 Wagner 分级

分级	临床表现
0级	有发生足溃疡的危险因素，但目前无溃疡
1级	足部表浅溃疡，无感染征象，突出表现为神经性溃疡
2级	较深溃疡，常合并软组织感染，无骨髓炎或深部脓肿
3级	深部溃疡，有脓肿或骨髓炎
4级	局限性坏疽（脚趾、足跟或前足背），其特征为缺血性坏疽，通常合并神经病变
5级	全足坏疽

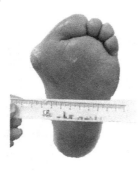

A wagner0 级（见彩插 1 ）

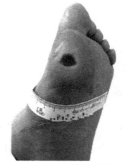

B wagner1 级 （见彩插 2 ）

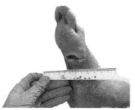

C wagner2 级（见彩插 3 ）

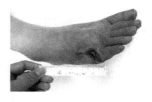

D Wagner3 级 （见彩插 4 ）

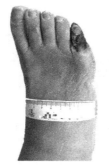

E Wagner4 级 （见彩插 5 ）

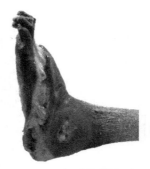

F Wagner5 级（见彩插 6 ）

图 6-1　糖尿病足病的 Wagner 分级

2. Texas 分级法：此分级方法从病变程度和病因两个方面对糖尿病足溃疡及坏疽进行评估（表6-5），更好地体现了创面感染和缺血的情况，相对于 Wagner 分级在评价创面的严重性和预测肢体预后方面更好。

表6-5　糖尿病足病的 Texas 分级

分级	临床表现	分期	临床表现
0级	有足部溃疡史	A期	无感染和缺血
1级	表浅溃疡	B期	合并感染
2级	溃疡累及肌腱	C期	合并缺血
3级	溃疡累及骨和关节	D期	感染和缺血并存

三、治疗

（一）评估溃疡性质

糖尿病足溃疡包括：神经性溃疡、缺血性溃疡、神经缺血性溃疡。神经性溃疡常见于反复受压部位，常伴有保护性感觉缺失。缺血性溃疡多见于足背外侧、脚趾尖部或足跟部，存在皮肤温度降低、足背动脉和/或胫后动脉搏动明显减弱或消失等下肢缺血表现。

（二）溃疡的处理

1. 抗感染治疗：存在感染的糖尿病足溃疡应经验性选择可能有效的抗生素治疗。在此之前应在严格清创后进行细菌培养和药敏试验，常用棉拭子及病理组织培养的方法。而后根据细菌培养结果使用敏感抗生素。抗生素使用周期根据感染程度的不同而不同。

2. 足溃疡创面的处理：彻底的糖尿病足溃疡的清创，有利于溃疡愈合。对于标准治疗 4 周后仍不愈合的糖尿病足溃疡，可考虑选择自体血小板凝胶、局部负压吸引的治疗方法。对于相对清洁的溃疡，局部负压吸引治疗可促进肉芽生长和足溃疡的愈合。对于清洁而有新鲜肉芽组织生长的创面，可用生长因子和 / 或自体富血小板凝胶治疗，以加速肉芽生长和足溃疡的愈合。皮肤缺损较大的溃疡可进行植皮治疗。

3. 全身氧治疗：标准治疗 4 周仍不愈合的足溃疡，可使用高压氧治疗，有助于改善创面的炎症和微循环状况，促进创面愈合。

四、预防及护理

1. 加强患者教育，戒烟、限酒，科学控制饮食，坚持合适的运动，增强患者治疗依从性。

2. 严格控制血糖、血脂、血压等代谢指标。

3. 定期进行足部的专科检查，如足部结构、生物力学、足部供血状况、皮肤完整性、保护性感觉的评估等，至少一年 1 次。

4. 指导患者对足部进行自我检查：在光线充足的情况下，充分暴露足部（图 6-2）。重点检查脚趾、趾缝、足底等易受压的部位，观察是否有皮肤破溃、水疱，观察皮肤温度、颜色是否正常，是否存在干燥、皲裂，趾甲有无变形、增厚、嵌甲等异常，确认是否存在鸡眼、足癣等。出现上述任何症状应及时就医。如患者无法观察，可借助镜子或请家人帮助。

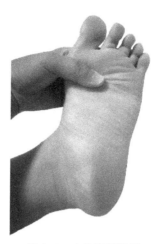

图 6-2　充分暴露足部

5. 足部的日常护理

（1）每日用温水洗脚，水温低于 37 ℃，洗脚时间不要太长，10 分钟以内，不要用脚试水温，可用温度计测量水温，若无温度计，可用手、手肘或家人代试水温，水温以无烫感为宜，避免烫伤。洗完后用柔软的浅色毛巾擦干，尤其是趾间（图 6-3、图 6-4）。

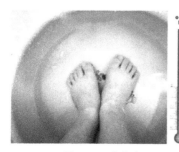

图 6-3　洗脚水温

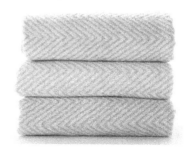

图 6-4　毛巾

143

（2）双脚涂上润肤霜（图6-5），保持皮肤柔润，不要太油，不要涂在趾间和溃疡间；有皮肤皲裂者，可擦含有尿素成分的皲裂霜；脚出汗较多者，可用滑石粉置于鞋中或在趾间擦酒精，再以纱布隔开，以保护脚部的干爽。

多进行下肢足部的按摩，动作要轻柔，避免搓、捏等损伤的动作，以改善足部微循环。

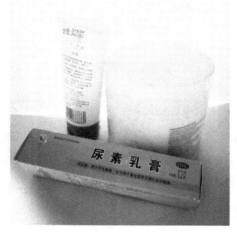

图6-5　润肤霜种类

（3）适当运动，卧床患者可于床上做"蹬自行车"运动，以改善肢端血液循环，防止肌肉萎缩。

（4）切忌使用热水袋、电热毯、电暖气、暖脚壶等取暖设施；勿烤火、拔火罐、艾灸，以防烫伤；避免足部针灸，不要光脚走路，防止意外受伤感染。

（5）不要自行处理伤口，不要用鸡眼膏等化学药物处理鸡眼或胖胝；有真菌感染的患者，应在医生的指导下使用抗真菌药物治疗。

（6）修剪趾甲：确保在看得清楚的情况下，将趾甲平着修剪成"一"字形即可，两侧缘不要修剪得过深，挫圆边角尖锐的部分（图6-6）。

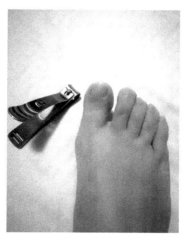

图 6-6　修剪趾甲的正确形状

（7）选择合适的袜子：如吸水性、透气性好的棉袜、羊毛袜，浅色，不宜太小或太大，袜口不要太紧，内部接缝不要太粗糙、无破洞，必要时可选用五趾袜（图6-7、图6-8）。

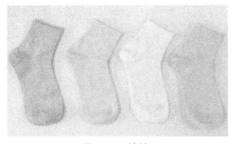 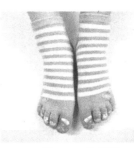

图 6-7　棉袜　　　　　　　　图 6-8　五趾袜

（8）穿鞋前，要检查鞋内是否有异物，防止足部损伤。不要赤脚穿鞋，也不要穿脚趾外露的凉鞋，禁穿尖头鞋、高跟鞋、过紧或有毛边的鞋子。

（9）选择合适的鞋子（图 6-9）：选择大小合适、柔软、透气性好的面料、圆头、宽松、厚底、搭扣的鞋，鞋内部平整光滑，最好能放下预防足病的个性化鞋垫。内部宽度应与足最宽处（跖趾关节部位）的宽度相等，内部高度应考虑给足趾充分的空间。

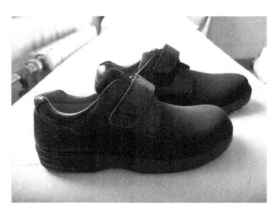

图 6-9　合适的鞋

（10）最好下午买鞋，双脚需穿着袜子试穿；新鞋穿 20 ～ 30 分钟后应脱下，检查双脚皮肤是否异常，每天逐渐增加穿鞋时间，以便及时发现潜在问题。

第七节　糖尿病牙周病变的护理

一、定义

牙周病被称为糖尿病的第六大并发症，是指发生在牙周支持组织（牙龈、牙周膜、牙槽骨和牙骨质）的慢性感染性疾病，包括牙龈炎和牙周炎。临床以牙龈的炎症出血、牙周袋的形成、牙槽骨的吸收、牙齿松动移位脱落为主要表现。牙周的序列治疗包括：牙周基础、牙周手术、牙周支持治疗。糖尿病患者中发生牙周病的概率较高，且病情发展迅速，发生重度或难治性牙周病的风险是非糖尿病患者的 2.36 倍，其牙周治疗应根据血糖控制情况和自身健康状况而定。

血糖控制理想的患者（空腹血糖 4.4 ～ 6.1 mmol/L，HbA1c < 6.5%）牙周治疗同全身健康者。血糖控制良好者（空腹血糖 6.1 ～ 7.0 mmol/L，HbA1c 6.5% ～ 7.5%），牙周治疗同全身健康者，尽量采取非手术治疗。血糖控制差（空腹血糖 > 7.0 mmol/L，HbA1c > 7.5%），甚至存在并发症或者使用大剂量胰岛素者，建议血糖控制良好后再行牙周治疗。血糖控制极差的患者（空腹血糖 > 11.4 mmol/L），建议仅对症急诊处理，待血糖控制良好后再行牙周治疗。

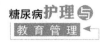

二、护理

（一）日常口腔护理

指导患者养成良好的口腔卫生习惯，选择小头、软毛牙刷。选用有抑菌或杀菌作用的牙膏。每天早晚刷牙，掌握正确的刷牙方法（巴氏刷牙法），即牙刷刷毛放在牙龈与牙齿交界处，刷毛与牙成45°角，指向根尖方向（上颌向上，下颌向下），施加一定压力，水平振动数次，按照顺序将每一颗牙，每一个面清洁干净。每次刷牙3分钟，每3个月更换一次牙刷。

指导患者正确使用牙线。牙线一般在早晚刷完牙或三餐后使用。使用时，先取一段30～40 cm长的牙线，将线的两端分别缠绕于双手的中指，拉紧，两指间的距离大约5 cm，用拇指和食指指腹控制牙线，向牙龈方向轻柔地施加压力将牙线慢慢地滑进牙缝，紧贴一侧牙齿邻面略呈"C"形，到达牙龈最低处，上下缓和刮动牙齿的一侧邻面，清洁完一侧再清洁同一牙缝的另一面。同样的方法，清洁所有的牙齿邻面，最后漱口。注意，切勿使用暴力把牙线压进牙间隙，否则会损伤牙龈。同时，指导患者进食后温水漱口，遵医嘱选用不同漱口液，每天漱口3次或4次，饭后及睡前漱口，均可发挥清洁效果。

（二）饮食护理

牙周病患者治疗后应高蛋白饮食，提供损伤组织修复所必需的原料，增强机体免疫力及抗炎能力。供给多种维生素，补充矿物质，尤其是钙、磷、锌的摄入量。给予患者易消化、富含维生素的半流质饮食。让患者尽量做到定时、定量，强调食品的多样性，忌吃甜食。

（三）牙周治疗的护理

评估患者牙周红肿、牙龈出血、口腔异味等情况，在治疗过程中确保血糖的平稳。

基础治疗：时间尽量安排在早饭后和服用降糖药物后约 1.5 小时，治疗中注意观察患者有无出现低血糖和应激性高血糖情况。治疗后，可用拇指按摩牙龈，促进局部血液循环，保护牙周组织，对吸烟者，医护人员和家属要耐心劝导戒烟。

手术治疗：术后冷敷术区面颊，预防或减轻肿胀，遵医嘱使用抗生素。告知患者术后 24 小时勿刷牙，进食温软食物，禁辛辣刺激的食物。遵医嘱定期复查。

（四）健康指导

糖尿病患者牙周病的防治重点在于早发现、早治疗，尤其是糖尿病病程较长的中老年人更要注意牙周病的筛查。耐心细致地向患者及家属讲解糖尿病与牙周病的关系极其危害、口腔卫生保健知识等，指导正确的刷牙及使用牙线的方法等，定期到正规医院的口腔科进行检查，发现问题及时到专科进行治疗。

参考文献

［1］中华医学会糖尿病学分会. 糖尿病肾病防治专家共识（2014 年版）[J]. 中华糖尿病杂志，2014，6（11）：792-798.

［2］宁宁，廖灯彬，刘春娟. 临床伤口护理 [M]. 北京：科学出版社，2016.

［3］王爱红，许樟荣. 糖尿病合并下肢动脉粥样硬化性病变的筛查与内科

治疗 [J]. 中国医刊，2017，52（2）：5-8.

［4］牛文芳，姜玉峰，朱平，等.糖尿病足溃疡患者局部封闭负压治疗效果研究 [J]. 足踝外科电子杂志，2019，6（2）：26-29.

［5］王爱红，许樟荣，温天阳，等.血小板凝胶作用机制的研究进展 [J]. 临床军医杂志，2013，41（6）：651-652.

［6］于晶波 .60 例糖尿病合并肾病患者的临床护理体会 [J]. 糖尿病新世界，2016，19（22）：149-150.

［7］陈梅 . 糖尿病肾病患者饮食护理的应用与可行性研究 [J]. 实用临床护理学杂志，2018，3（2）：25-26.

［8］费艳彩，阚宝森 .2 型糖尿病肾病患者护理中个性化服务的实施分析 [J]. 糖尿病新世界，2019，7：11-12.

［9］季红，陈晶，孙颖慧，等 . 眼科整体护理干预用于糖尿病性视网膜病变的效果探察 [J]. 中国卫生标准管理，2018，9（12）：176-178.

［10］赵志刚，杨俊朋，边蓉蓉 . 糖尿病神经病变检查方法的选择及诊断分层的思考 [J]. 中华糖尿病杂志，2014，6（4）：205-207.

［11］李连会 .2 型糖尿病患者心脑血管并发症的临床分析 [J]. 临床研究，2016，3：108.

［12］胡旭东 . 综合护理干预对 2 型糖尿病合并心脑血管病患者的效果观察 [J]. 实用护理学杂志，2018，3（51）：52-53.

［13］张艳红，张爱军，王娜，等 . 老年 2 型糖尿病患者体位性低血压发生的预防与护理对策 [J]. 中国医药导刊，2017，19（3）：301-302.

［14］Health Quality Ontario. Hyperbaric oxygen therapy for the treatment of diabetic foot ulcers：a health technology assessment[J]. On Health Technology Assess Ser，2017，17（5）：1-142.

［15］LYU X，LI S，PENG S，et al. Intensive walking exercise for lower extremity peripheral arterial disease：a systematic review and meta-analysis[J]. J Diabetes, 2016, 8（3）: 363-377.[16]

[16] ZHANG L, LONG J, JIANG W, et al. Trends in chronic kidney disease in China[J]. N Engl J Med, 2016, 375（9）: 905-906.

[17] HU J, YANG S, ZHANG A, et al. Abdominal obesity is more closely associated with diabetic kidney disease than general obesity[J].Diabetes Care, 2016, 39（10）: e179-180.

[18] ABARAOGU U O, DALL P M, Seenan C A. The effect of structured patient education on physical activity in patients with peripheral arterial disease and intermittent claudication: a systematic review[J]. Eur J VascEndovascSurg, 2017, 54（1）: 58-68.

[19] YAN D, WANG J, JIANG F, et al. Association between serum uric acid related genetic loci and diabetic kidney disease in the Chinese type 2 diabetes patients[J].J Diabetes Complications, 2016, 30（5）: 798-802.

[20] Lee H W, Jo A R, Yi D W, et al. Prevalent rate of nonalbuminuric renal insufficiency and its association with cardiovascular disease event in Korean type 2 diabetes[J]. Endocrinol Metab（Seoul）, 2016, 31（4）: 577-585.

[21] LU J, MU Y, SU Q, et al. Reduced kidney function is associated with cardiometabolic risk factors, prevalent and predicted risk of cardiovascular disease in Chinese adults: results from the REACTION Study[J]. J Am Heart Assoc, 2016, 5（7）: e003328.

[22] Álvarez-Villalobos N A, Treviño-Alvarez A M, Gonz á lez-Gonz á lez JG. Liraglutide and cardiovascular outcomes in type 2 diabetes[J]. N Engl J Med, 2016, 375（18）: 1797-1798.

[23] STITT A W, CURTIS T M, CHEN M, et al. The progress in understanding and treatment of diabetic retinopathy[J].Prog Retin Eye Res, 2016, 51: 156-186.

151

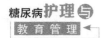

［24］POP-BUSUI R, BOULTON A J, FELDMAN E L, et al. Diabetic neuropathy: a position statement by the American Diabetes Association[J]. Diabetes Care, 2017, 40（1）: 136-154.

［25］MARATHE P H, GAO H X, CLOSE K L. American Diabetes Association Standards of Medical Care in Diabetes 2017[J]. J Diabetes, 2017, 9（4）: 320-324.

［26］ZHAO Z, JI L, ZHENG L, et al. Effectiveness of clinical alternatives to nerve conduction studies for screening for diabetic distal symmetrical polyneuropathy: a multi-center study[J]. Diabetes Res ClinPract, 2016, 115: 150-156.

第七章 血糖和并发症的自我监测方法

要点提示

- 自我血糖监测（SMBG）是糖尿病综合管理和教育的组成部分，建议所有糖尿病患者都进行 SMBG，监测的频率和时间根据患者病情的实际需要来决定。SMBG 的监测包括餐前、餐后 2 小时、睡前及夜间的血糖。

- 不同监测方法及指标在临床中的作用和定位不同，毛细血管血糖监测是血糖监测的基本形式，糖化血红蛋白（HbA1c）是反映长期血糖控制水平的金标准，持续葡萄糖监测（CGM）、糖化血清白蛋白（GA）是对上述的有效补充。

- 糖尿病并发症筛查是及早发现糖尿病并发症的手段。根据发达国家的经验，新发病的 1 型糖尿病患者应在发病 5 年内每年筛查 1 次；2 型糖尿病患者应在确诊糖尿病后即行筛查。无并发症的患者，每年筛查 1 次；已有并发症的患者，则视情况进一步检查或决定复查时间，同时有针对性地加强治疗。

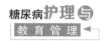

第一节 自我血糖监测

一、血糖监测

血糖监测是糖尿病患者自我管理的重要组成部分。从卫生经济学分析，掌握疾病的相关知识，做好自我病情监测和合理用药，有助于糖尿病相关的急性事件下降，使慢性并发症得到防止或延缓，从而降低医疗费用。

（一）血糖监测的意义

血糖监测可以客观反映患者的血糖调控水平，评价糖尿病患者糖代谢的紊乱程度，有利于及时识别高血糖和低血糖，为医生制定合理的降糖方案提供依据，并针对血糖信息采取相应的治疗措施。

（二）血糖监测的方法

目前，临床上血糖监测方法包括：自我血糖监测（SMBG）、糖化血红蛋白（HbA1c）检测、糖化血清白蛋白（GA）检测和持续葡萄糖（CGM）监测。

二、SMBG

国际糖尿病联盟（IDF）、美国糖尿病学会（ADA）和英国国家健康和临床医疗研究所（NICE）等强调，SMBG 是糖尿病综合管理和教育的组成部分，建议所有糖尿病患者都进行 SMBG。

（一）SMBG 的目标值

2019 年,《住院成人高血糖患者血糖监测医护协议处方共识》推荐非妊娠高血糖成人的血糖控制目标:空腹或餐前血糖严格控制目标为 4.4 ～ 6.1 mmol/L, 一般控制目标为 6.1 ～ 7.8 mmol/L, 宽松控制目标为 7.8 ～ 10.0 mmol/L;餐后 2 小时或随机血糖严格控制目标为 6.1 ～ 7.8 mmol/L, 一般控制目标为 7.8 ～ 10.0 mmol/L, 宽松控制目标为 7.8 ～ 13.9 mmol/L。推荐等级为 A 级。

妊娠期糖尿病的血糖控制目标为:空腹、餐前或睡前血糖为 3.3 ～ 5.3 mmol/L, 餐后 1 小时血糖 ≤ 7.8 mmol/L;或餐后 2 小时血糖 ≤ 6.7 mmol/L;HbA1c 尽可能控制在 6.0% 以下。

（二）监测不同时段血糖的意义

SMBG 的频率和时间要根据患者病情的实际需要来决定。SMBG 可选择一天中不同的时间点,包括餐前、餐后 2 小时、睡前及夜间(一般为凌晨 2 ～ 3 点)。

空腹血糖:指至少 8 小时没有进食的血糖值,通常指隔夜禁食 8 ～ 12 小时于次日早餐前所测的血糖。空腹血糖代表在基础状态下,没有饮食负荷时的血糖水平,反映患者在无糖负荷刺激状态下,基础胰岛素的分泌水平及肝脏葡萄糖输出情况。空腹血糖高,应注意排除黎明现象与苏木杰反应的干扰。

餐前血糖:指进餐前的血糖值。当餐前血糖水平很高时,首先要关注空腹血糖水平,但对有低血糖风险者(老年人、血糖控制较好者)也应监测餐前血糖。午餐和晚餐前的血糖,可反映胰岛 β 细胞分泌功能的持续性。餐前血糖可指导患者将要摄入的食物总量及餐前的治疗药物量。

餐后2小时血糖：指从进食第一口开始计时，2小时后准时采血所测得的血糖值。适用于空腹血糖已获良好控制但仍不能达到治疗目标者，需要了解饮食和运动对血糖的影响，餐后2小时血糖可以较好地反映患者胰岛β细胞的储备功能，有利于早期诊断2型糖尿病。因为许多血糖异常的患者早期空腹血糖并不高，但因其胰岛素分泌功能已经受损，受高血糖刺激后反应较差，因而表现为餐后血糖明显升高。

睡前血糖：反映胰岛β细胞对进食晚餐后高血糖的控制能力。监测睡前血糖适用于注射胰岛素的患者，特别是注射中长效胰岛素的患者，这有利于指导夜间加餐、用药和调整晚餐前或睡前注射胰岛素的剂量，避免夜间低血糖的发生。

夜间血糖：指监测凌晨2～3点的血糖值，正常情况下，夜间血糖是人体一天中的最低值。夜间血糖监测有助于鉴别空腹高血糖的原因究竟是黎明现象还是苏木杰反应，适用于胰岛素治疗已接近治疗目标而空腹血糖仍高者。

随机血糖：指一天中任何时候测得的血糖值。正常人随机血糖不超过11.1 mmol/L。在怀疑有低血糖或明显高血糖时应及时监测随机血糖，这有助于了解机体在特殊情况下（如不规律饮食、剧烈运动前后、情绪波动、生病时期、女性生理期等）对血糖的影响，能够较好地反映血糖的波动性。

（三）SMBG频率

各类指南对SMBG频率的建议如表7-1所示。

表 7-1　各类指南对 SMBG 频率的建议

治疗方案	指南	未达标 （或治疗开始时）	已达标
胰岛素治疗	CDS（2010）	≥ 5 次 / d	2 ～ 4 次 / d
	ADA（2010）	多次注射或胰岛素泵治疗： ≥ 3 次 / d 1 ～ 2 次注射：SMBG 有助于血糖达标，为使餐后血糖达标应进行餐后血糖监测	
非胰岛素治疗	IDF（2009）	每周 1 ～ 3 d，5 ～ 7 次 / d（适用于短期强化监测）	每周监测 2 ～ 3 次餐前和餐后血糖
	CDS（2010）	每周 3 d，5 ～ 7 次 / d	每周 3 d， 2 次 / d
	ADA（2010）	（包括医学营养治疗者）SMBG 有助于血糖达标，为使餐后血糖达标应进行餐后血糖监测	

注：

1. CDS，英文全称为 Chinese Diabetes Society（中华医学会糖尿病学分会）是中华医学会的直属专业学会。

2. ADA，英文全称为 The American Diabetes Association，即美国糖尿病学会。

3. IDF，英文全称为 The International Diabetes Federation，即国际糖尿病联盟。

1. 胰岛素治疗患者的 SMBG 方案

进行胰岛素治疗的患者需要每日至少 3 次 SMBG，也可以根据不同的治疗制定个体化的 SMBG 方案，具体如下。

（1）胰岛素强化治疗的 SMBG 方案

进行胰岛素强化治疗（多次胰岛素注射或胰岛素泵治疗）的患者，在治疗开始阶段应每天监测血糖 5～7 次，建议涵盖空腹、三餐前后、睡前。如有低血糖表现需随时测血糖。如出现不可解释的空腹高血糖或夜间低血糖，应监测夜间血糖。达到治疗目标后每日监测血糖 2～4 次。

（2）基础胰岛素治疗的 SMBG 方案

进行使用基础胰岛素治疗的患者，在血糖达标前每周监测 3 天空腹血糖，每两周复诊 1 次，复诊前 1 天加测 5 个时间点血糖值，建议涵盖空腹、三餐后、睡前；在血糖达标后每周监测 3 次血糖，即空腹、早餐后和晚餐后，每月复诊 1 次，复诊前 1 天加测 5 个时间点血糖值。

（3）每日 2 次预混胰岛素治疗的 SMBG 方案

使用预混胰岛素者，在血糖达标前每周监测 3 天空腹血糖和 3 次晚餐前血糖，每 2 周复诊 1 次，复诊前 1 天加测 5 个时间点血糖值，建议涵盖空腹、三餐后、睡前；在血糖达标后每周监测 3 次血糖，即空腹、晚餐前和晚餐后，每月复诊 1 次，复诊前 1 天加测 5 个时间点血糖值。

2. 非胰岛素治疗的 SMBG 方案

进行非胰岛素治疗的 2 型糖尿病患者，应根据治疗方案和血糖控制水平决定 SMBG 频率和方案，一般可每周监测 3 天，在特殊情况下需进行短期强化监测。

（1）非胰岛素治疗的短期强化监测方案

短期强化 SMBG 适用于有低血糖症状、感染等应激状态的患者，主要在药物调整期间使用。监测方案为每周 3 天，每天监测 5～7

个时间点血糖值，包括餐前、餐后及睡前。在获得充分的血糖数据并采取了相应的治疗措施后，可以减少到交替 SMBG 方案。

（2）未使用胰岛素治疗的低强度血糖监测方案

监测频率为每周 3 天。监测方法为当日一餐前后（如早餐前后，或午餐前后，或晚餐前后）或监测当日早餐前、睡前的血糖。这样既能掌握血糖控制趋势又能了解进餐对血糖的影响，如疑有无症状低血糖则应重点监测餐前血糖。

（3）生活方式治疗的 SMBG 方案

进行生活方式治疗的患者，建议每周测 5～7 个时间点血糖值，以指导营养和运动方案，并能在血糖持续不达标时尽早开始药物治疗。

（四）SMBG 的准确性和影响因素

1. 血糖仪的准确性

血糖仪的监测质量及准确使用对改善治疗的安全性和质量是必要的。国内市场上的血糖仪品种繁多，按照血糖仪测量原理可以分成光化学血糖仪和电化学血糖仪；根据血糖试纸条中使用的酶又可以分为葡萄糖氧化酶和葡萄糖脱氢酶。通常所说的血糖仪的准确性包含了两个方面：准确性和精确性。准确性是指血糖仪的测量结果与患者真实血糖值之间的一致程度；精确性是指同一样本多次重复测量后的一致程度。目前，国际上遵循的是 ISO151972003 的标准，国内遵循的是 GB/T196342005 的标准。

2. SMBG 的影响因素

（1）毛细血管全血与静脉血清或血浆

通常血糖仪采用的指血测定结果为毛细血管全血葡萄糖值，

而实验室检测的是静脉血清或血浆葡萄糖值。采用血浆校准的血糖仪检测数值，在空腹时与实验室生化仪数值较接近；餐后或服糖后毛细血管葡萄糖浓度会略高于静脉血浆。一般而言，毛细血管全血因含有红细胞等细胞成分，所测得的血糖值应该略低于血浆或血清血糖。而采用全血校准的血糖仪检测数值，在空腹时较实验室生化仪数值低 12% 左右，餐后或服糖后毛细血管葡萄糖浓度与静脉血浆则较接近。

（2）血细胞比容（HCT）

HCT 在 35%～55% 时，便携式血糖仪通常可正常使用。当超出范围时，应该注意准确性。尤其是新生儿，其 HCT 在 43%～63%，检测结果偏低。另有研究表明，贫血也会使便携式血糖仪数据降低。

（3）高浓度氧及非葡萄糖类物质

目前，血糖仪核心技术主要采用生物酶法，主要有葡萄糖氧化酶（GOD）和葡萄糖脱氢酶（GDH）两种。GOD 血糖仪对葡萄糖特异性高，无糖类物质干扰，但易受高浓度氧影响。而 GDH 血糖仪无须氧的参与，无氧浓度的干扰，但因联用 3 种不同辅酶，葡萄糖脱氢酶吡咯喹啉醌（GDH-PQQ）、葡萄糖脱氢酶黄素腺嘌呤二核苷酸（GDH-FAD）及葡萄糖脱氢酶烟酰胺腺嘌呤二核苷酸（GDH-NAD），可能对非葡萄糖类物质有交叉反应，易受麦芽糖、木糖、半乳糖的影响，使检测结果偏高。

（4）内源性和外源性药物及代谢产物的干扰

如对乙酰氨基酚、维生素 C、水杨酸、尿酸、胆红素、甘油三酯、氧气、麦芽糖、木糖等均可干扰血糖值。当血液中存在大量干扰物时，血糖值会有一定偏差。常见的可能使血糖测定值假性升高的干扰物为非葡萄糖的其他糖类物质，如维生素 C 、高胆红素。常见的可能使血糖测定值假性降低的干扰物为高尿酸。

（5）其他因素

pH、温度、湿度和海拔高度均能影响血糖仪的最佳工作状态。操作不当、血量不足、局部挤压、试纸批号校正码未换或试纸保存不当等，也会影响血糖监测的准确性。

（五）SMBG 的患者教育

SMBG 的患者教育内容应涵盖患者掌握血糖测试和记录规范，患者能够准确解读检测结果，患者愿意积极采取有效措施改变行为及调整治疗。患者进行 SMBG 前，医务人员应根据患者的病情、血糖仪的选用及检测频率进行评估，检测后与患者充分讨论个体化的应用 SMBG 结果，才能使 SMBG 成为有效的糖尿病自我管理的工具。

1.血糖测试和记录

（1）测试前

用物准备包括：一次性采血针、血糖仪、血糖试纸、75% 乙醇、血糖日志等。测试应严格按照血糖仪操作说明书的要求进行操作，并在血糖仪产品适宜的操作温度范围内进行测量；采血前先用 75% 乙醇消毒采血部位，忌用碘酊。将采血部位所在的手臂自然下垂片刻，然后按摩采血部位，使用适当的采血器获得足量的血样，切勿挤压采血部位以获得血样，否则组织间液进入会稀释血样，从而干扰血糖测试结果。

（2）测试中

核对血糖仪与试纸代码一致（免调码试纸除外）。待采血部位的乙醇干后方可采血。根据穿刺部位皮肤的厚度调节穿刺针的深度；在指尖两侧穿刺；采血针穿刺皮肤后，轻压周围皮肤使血液自然流出；用消毒棉签轻轻拭去第 1 滴后，将第 2 滴血液滴入试纸区内的指定区域，建议一次性吸取足量的血样量。在测试中不要按压或移动血糖试纸、血糖仪等。

（3）测试后

取下测试用的血糖试纸，并与针头一起丢弃在适当的容器中。将血糖测试用品（血糖仪、血糖试纸、采血器等）存放在干燥清洁处。在血糖日志上及时记录检测结果，注明检测日期及时间。血糖日志应包含血糖、饮食、运动等多方面信息，有条件者可进行计算机化的数据管理。如在医院进行，检测结果记录应包括被测试者的姓名、检测日期和时间、结果、单位、检测者签名等。

当出现血糖异常结果时，应及时分析原因并采取措施，必要时复测并及时到医院复诊。如在医院，当血糖仪显示"HI""LO"等，表示超出测得值范围的高血糖或低血糖危机值，应同时抽取静脉血，并通知医生以便采取必要的干预措施。

（4）关于 SMBG 血糖数据管理

血糖日志应包含血糖、饮食、运动等多方面信息，有条件者可进行计算机化的数据管理，利用有线的 USB 或无线传输技术将血糖与电脑连接，借助血糖管理软件将血糖数据下载，可显示血糖记录册、血糖趋势图、14 天图谱等，其能更好地评价血糖控制趋势及药物、饮食和运动对血糖控制的影响，指导治疗方案的优化。

2. 指导患者将 SMBG 用于自我糖尿病管理

结合血糖控制目标，患者能准确理解监测结果，并采取措施积极改善行为，配合医生调整治疗。

（六）SMBG 的局限性

监测频率不足时，影响对平均血糖、血糖波动或低血糖发生率的判断；而过于频繁地监测，可能导致一些患者的采血部位出现反复穿刺痛，引发患者焦虑。血糖仪的保存及操作不规范均可影响血糖测定结果的准确性。建议医务人员及患者要重视血糖仪的质量控制。

SMBG 只是一种观察血糖变化的手段，患者认真记录影响血糖的因素，并能看懂和分析血糖变化，才能让 SMBG 更好地帮助医务人员和患者找到血糖异常变化的原因，以及时调整治疗。

第二节　糖化血红蛋白监测

糖化血红蛋白（HbA1c）是糖尿病患者初诊与复诊经常检查的一个项目，其反映近 2～3 个月的平均血糖水平和血糖代谢的总体情况，其检测结果不受患者抽血时是否空腹、抽血时间、胰岛素使用情况、饮食、运动、情绪变化及应激因素等影响，是评估糖尿病病情控制的重要观察指标之一。临床上已将 HbA1c 作为评估长期血糖控制状况的金标准。正常值为 4%～6%。

一、HbA1c 的监测频率

根据《中国 2 型糖尿病防治指南》的建议，HbA1c 是长期控制血糖最重要的评估指标，也是指导临床治疗方案调整的重要依据之一。在治疗之初，至少每 3 个月检测 1 次，一旦达到治疗目标，可每 6 个月检查 1 次。一般建议 2 型糖尿病患者每年至少进

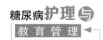

行 1 次 HbA1c 检测。使用胰岛素的糖尿病患者应每 3 个月检测 1 次 HbA1c。糖尿病患者血糖控制未达标，或治疗方案调整后，应每 3 个月进行 1 次检测。

二、HbA1c 的控制目标

HbA1c 的控制范围应因人而异。中华医学会内分泌学分会在 2011 年发布了《中国成人 2 型糖尿病 HbA1c 控制目标的专家共识》，根据患者的年龄、糖尿病并发症、伴发病、治疗方案等因素给出了不同的目标值（表 7-2）。2019 年，中华医学会内分泌学分会发布的《中国成人 2 型糖尿病 HbA1c 控制目标及达标策略的专家共识》推荐，大多数成人 2 型糖尿病患者的 HbA1c 控制目标为＜ 7%。HbA1c 控制目标的设定应遵循个体化原则，即根据患者的年龄、病程、健康状况及药物不良反应风险等实施分层管理。

表 7-2　中国成人 2 型糖尿病 HbA1c 控制目标

HbA1c / %	适应人群
＜ 6.0	新诊断、年轻、无并发症及伴发疾病，降糖治疗无低血糖和体重增加等不良反应；无须降糖药物干预者；糖尿病合并妊娠；妊娠期糖尿病患者
＜ 6.5	＜ 65 岁，无糖尿病并发症及严重伴发疾病；糖尿病患者计划妊娠
＜ 7.0	＜ 65 岁，口服降糖药物不能达标，合用或改用胰岛素治疗；≥ 65 岁，无低血糖风险，脏器功能良好，预期生存期＞ 15 年；胰岛素治疗的糖尿病患者计划妊娠
≤ 7.5	已有心血管疾病（CVD）或 CVD 极高危
＜ 8.0	≥ 65 岁，预期生存期 5 ～ 15 年
＜ 9.0	≥ 65 岁，或恶性肿瘤预期生存期＜ 5 年；低血糖高危人群；执行治疗方案困难者，如有精神或智力或视力障碍等；医疗条件太差

三、影响 HbA1c 检测结果的常见因素及局限性

（一）常见因素

1. 血红蛋白的更新速度

任何可以引起红细胞平均寿命增加的因素都会增加 HbA1c 的浓度，且不依赖于血糖水平，如脾切除后红细胞清除率下降。任何可能缩短红细胞寿命的因素均可降低 HbA1c，如溶血性贫血、活动性出血、接受透析治疗的尿毒症患者。

2. 其他影响因素

（1）药物：维生素 C、维生素 E、大剂量的水杨酸盐、促红细胞生成素治疗者，以及氨苯砜可使测定结果降低。

（2）种族差异。

（3）样本贮存时间与温度。

（二）局限性

HbA1c 反映机体近 2～3 个月的平均血糖水平，是"段"的概念，不能精确反映患者低血糖的风险，也不能反映血糖波动的特征。

四、HbA1c 与平均血糖关系对照表（表 7-3）

表 7-3　HbA1c 与平均血糖关系对照表

HbA1c / %	平均血糖 / （mmol / L）（mg / dL）
6	7.0（126）
7	8.6（154）
8	10.2（183）

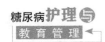

HbA1c / %	平均血糖 / (mmol / L) (mg / dL)
9	11.8（212）
10	13.4（240）
11	14.9（269）
12	16.5（298）

五、葡萄糖目标范围内时间（TIR）

TIR 是一个新的概念，指的是 24 小时内葡萄糖在目标范围内（通常为 3.9 ～ 10.0 mmol/L，或 3.9 ～ 7.8 mmol/L）的时间（通常用分钟表示），或者其所占的百分比。一般认为，TIR 为 70%，相当于 HbA1c 的 6.7%。TIR 与 HbA1c 呈负相关，TIR 越低，HbA1c 越高。TIR 能够更好地反映相同 HbA1c 时低血糖的发生状况和血糖变异程度。2020 年 11 月 27 日，中华医学会糖尿病学分会发布了《中国 2 型糖尿病防治指南（2020 版）》，新指南将其作为糖尿病患者的一个控制目标。

第三节　糖化血清白蛋白检测

糖化血清蛋白（GSP）与 HbA1c 相似，是血中葡萄糖与血浆蛋白（约 70% 为白蛋白）发生非酶促反应的产物，其结构类似果糖胺，故又称果糖胺。由于血清蛋白合成比血红蛋白快（血清蛋白半衰期约 20 天），所以反映的是过去 2 ～ 3 周的平均血糖浓度，正常参考值为 11%～17%。由于 GSP 测定是反映血浆中总的糖化血浆蛋白质，其值易受血液中蛋白浓度、胆红素、乳糜和低分子物质等的影响，尤其是低蛋白血症和白蛋白转化异常的患者。

糖化血清白蛋白（GA）是在 GSP 基础上进行的定量测定，是利用血清糖化白蛋白与血清白蛋白的百分比来表示 GA 的水平，去除了血清白蛋白水平对检测结果的影响，因此较 GSP 更精确，是评价患者短期糖代谢控制情况良好的指标，尤其是对糖尿病患者治疗方案调整后疗效的评价。比如，短期住院治疗的糖尿病患者，GA 可能比 HbA1c 更具有临床参考价值。

一、常见影响因素

1. 血白蛋白的更新速度影响 GA 的水平。

2. BMI 是影响 GA 水平的重要因素，呈负性影响。

3. 甲状腺激素的影响：甲状腺功能亢进症可使测定结果降低；甲状腺功能减低症可使测定结果升高。

二、局限性

相对于 HbA1c 来说，GA 反映血糖控制水平的时间较短，目前尚缺乏有关 GA 与糖尿病慢性并发症的大样本、前瞻性研究。

第四节　持续葡萄糖监测

血糖监测是糖尿病管理中的重要组成部分，因 HbA1c 难以反映患者血糖波动的特征，也不能精确反映患者低血糖的风险，而

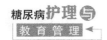

SMBG 无法精细反映全天血糖的波动变化。因此，持续葡萄糖监测（CGM），也称动态血糖监测，已成为传统血糖监测方法的有效补充。CGM 是指通过葡萄糖传感器监测皮下组织间液的葡萄糖浓度，从而反映血糖水平的监测技术，在临床已逐渐得到应用。

一、CGM 的临床应用及适应证

2014 年，一项新型的持续葡萄糖监测系统——扫描式葡萄糖监测（FGM）获批在欧盟上市，为血糖监测领域带来重大革新。2017 年，国际糖尿病先进技术与治疗大会发布的《持续葡萄糖监测应用国际共识》中将 CGM 分为回顾性、实时性和按需读取式。将 FGM 视为按需读取式 CGM（iCGM）的代表。

（一）CGM 主要适用于的患者或情况

1.回顾性 CGM 主要适用于的患者或情况

（1）1 型糖尿病。

（2）需要胰岛素强化治疗（例如，每日 3 次及以上皮下胰岛素注射治疗或胰岛素泵强化治疗）的 2 型糖尿病患者。

（3）在 SMBG 的指导下使用降糖治疗的 2 型糖尿病患者，仍出现下列情况之一：

①无法解释的严重低血糖或反复低血糖、无症状性低血糖、夜间低血糖。

②无法解释的高血糖，特别是空腹高血糖。

③血糖波动大。

④出于对低血糖的恐惧，刻意保持高血糖状态的患者。

（4）妊娠期糖尿病或糖尿病合并妊娠。

（5）患者教育：CGM 可以帮助患者了解饮食、运动、饮酒、应激、睡眠、降糖药物等导致的血糖变化。

（6）其他特殊情况，如合并胃轻瘫的糖尿病患者、特殊类型糖尿病、伴有血糖变化的内分泌疾病等。

2. 实时性 CGM 主要适用于的患者或情况

（1）HbA1c < 7% 的儿童和青少年 1 型糖尿病患者，使用实时性 CGM 可辅助患者 HbA1c 水平持续达标，且不增加低血糖发生的风险。

（2）HbA1c ≥ 7% 的儿童和青少年 1 型糖尿病患者中，有能力每日使用和操作仪器者。

（3）有能力日常使用的成人 1 型糖尿病患者。

（4）非重症监护室使用胰岛素治疗的住院 2 型糖尿病患者，使用实时性 CGM 可以减少血糖波动，使血糖更快、更平稳地达标，同时不增加低血糖风险。

（5）围手术期的 2 型糖尿病患者，使用实时性 CGM 可以帮助患者更好地控制血糖。

3. FGM（读取式 CGM 的代表）主要适用于的患者或情况

FGM 可供医护专业人员对糖尿病患者进行院内血糖管理及患者进行自我血糖管理，适用于广大糖尿病患者，尤其适用于进行 CGM 的患者。根据《中国持续葡萄糖监测临床应用指南（2017 年版）》的推荐同回顾性 CGM，并增加如下内容：

（1）1 型糖尿病：目前国内 FGM 产品适应证是 18 岁及以上成人，在欧盟可用于 4 岁及以上儿童和成人。有研究表明，儿童 1 型糖尿病使用 FGM 明显获益，可提升生活质量，更有助于糖尿病长期管理，建议 4 岁以上 1 型糖尿病儿童患者在医师的指导下和监护人的密切关注下佩戴使用。

（2）围手术期胰岛素治疗的患者。

（3）其他专科医师认为需要使用的情况。

（4）临床研究。

（二）CGM 的禁忌证

对重度水肿、感染、末梢血液循环障碍的患者不适合监测组织间液或毛细血管葡萄糖水平，建议改用静脉血糖进行评估。

（三）CGM 技术的使用规范

1. 适用于回顾性和实时性 CGM 技术的使用规范

（1）CGM 期间的毛细血管血糖监测

目前，大多数 CGM 系统要求每日至少进行 1～4 次的毛细血管血糖监测以进行校准，需注意如下要点：应使用同一台血糖仪及同一批试纸。毛细血管血糖监测应分散在全天不同时段，最好选择在血糖相对较稳定的时间段进行（如三餐前及睡前等）。如果使用需按时输入毛细血管血糖值的 CGM 系统，应该在进行毛细血管血糖检测后，立即将血糖值输入 CGM 记录器。如果在血糖输入时发生错误，应立即输入正确的血糖值进行更正。

（2）饮食记录及事件输入

患者在 CGM 监测期间，应翔实地记录饮食、运动、治疗等事件。

（3）CGM 仪器保养

佩戴 CGM 仪器期间须远离强磁场，不能进行磁共振成像（MRI）、X 线、CT 等影像学检查以防干扰。部分 CGM 系统忌盆浴或把仪器浸泡于水中。手机使用不影响 CGM 仪器的工作。

（4）实时性 CGM 数据有效性的判断标准

实时性 CGM 应至少已经佩戴 12 小时以上，因为在最初的 12 小时，有时其准确性欠佳；已按要求进行校正，且最近一次的毛细血管血糖值与实时性 CGM 系统的监测值匹配良好（差异小于 15%）；无错误报警。

2. 适用于 FGM 的 CGM 技术的使用规范

（1）患者教育与培训

①使用前，需评估患者的动手能力、认知能力及对治疗调整的处理能力。推荐需长期使用的患者有 1 个月的学习适应期。

②正确佩戴传感器：传感器需牢固地敷贴在上臂背侧，选择日常活动中平坦、光滑且无伤痕的皮肤区域，佩戴方法需按说明书连贯操作。需提醒患者在佩戴期间避免压迫传感器。

（2）使用须知

①进餐至餐后 2 小时、运动或使用胰岛素期间，由于组织间液葡萄糖变化迅速，与毛细血管血糖存在较大的差异，需要增加毛细血管血糖监测。

②了解血糖控制不佳的原因。

③与 HbA1c 联合观察，有助于临床进行安全有效的血糖管理。

④药物影响数据准确性：与其他 CGM 仪器相比，读数不受对乙酰氨基酚影响，维生素 C 和阿司匹林会干扰 FGM 的准确性。

⑤仪器保养：佩戴 FGM 仪器期间须远离强磁场，不能进行 MRI、X 线、CT 等影像学检查，它们对 FGM 的干扰尚待进一步研究证实。

（3）数据分析

FGM 经基础数据后期处理（连接专业数据分析软件）后得出。

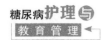

国际上推荐分析血糖情况时，至少应收集 10 天的监测数据。

3. CGM 正常参考值范围（表 7–4）

表 7–4　中国成年人 CGM 的正常参考值（以 24 h 计算）

参数类型	参数名称	正常参考值
葡萄糖水平	平均葡萄糖水平	< 6.6 mmol/L
	≥ 7.8 mmol/L 的比例及时间	< 17%（4 h）
	≤ 3.9 mmol/L 的比例及时间	< 12%（3 h）
葡萄糖波动	葡萄糖水平标准差（SD）	< 1.4 mmol/L
	平均葡萄糖波动幅度（MAGE）	< 3.9 mmol/L

第五节　尿糖和尿酮体测定

一、尿糖的自我监测

虽然尿糖监测简便、易行，但存在诸多局限性，如受肾糖阈升高或降低的影响，肾糖阈不正常时，尿糖监测结果不准，尤其是老年人和肾功能有问题的患者；不能反映即时血糖，且不能发现或预示低血糖；尿糖试纸都是半定量，不像血糖那样精确；尿路感染、月经、某些口服药物可影响检查结果。因此，目前诊断糖尿病的标准主要是靠血糖，已经不推荐用尿糖判断血糖。但有时受条件所限无法做血糖监测时，也可以用尿糖来进行自我监测。

二、尿酮体的自我监测

尿酮体是 1 型糖尿病、糖尿病合并妊娠和妊娠期糖尿病患者日常管理中的重要组成部分。尿酮体阳性时，要注意糖尿病酮症或 DKA 与饥饿性酮症的鉴别。前者伴有血糖明显增高，属于糖尿病的急性并发症，应紧急处理。饥饿性酮症，指患者长期没有进食或者消耗引起的，消耗体内的脂肪代谢产生酮体，这种情况下也可以造成尿酮体的阳性，但是这种情况下与糖尿病相关性不大，主要是饥饿引起的。

（一）尿酮体监测的临床意义

任何糖尿病患者，在应激、发生其他伴随疾病或血糖 > 16.7 mmol/L（300 mg/dL）时，均应进行常规的尿酮体监测。尿酮体检测阳性，常伴有血糖明显增高，提示已有 DKA 存在或将发生 DKA，需要立即采取相应的措施改善血糖，及早控制 DKA。

（二）尿酮体检测的局限性

尿酮体的检测方法不能准确地诊断 DKA，也不能监测对 DKA 的治疗效果。尿酮体阴性不能完全排除酮症，对指导酮症的治疗有一定的局限性。

血酮体检测可以更准确、更早期地诊断 DKA 和监测对 DKA 的治疗效果。有条件的医疗单位应开展对血酮体的检测。

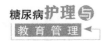

第六节 并发症的自我监测

做好并发症的预防、监测及控制是糖尿病二级预防、三级预防的相关目标，是保证糖尿病患者生活质量及控制糖尿病相关医疗费用的前提。因此，做好糖尿病患者的并发症自我监测意义重大，需要在临床工作中引起高度重视。

一、监测的内容

1. 血：糖化血红蛋白、生化（血糖、血脂、肝肾功能、尿酸、电解质）。

2. 尿：尿常规和镜检、尿酮体、尿微量白蛋白。

3. 眼：视力、眼底检查。

4. 神经系统：振动觉、触觉、四肢腱反射、立卧位血压。

5. 下肢血管：足背动脉、胫后动脉搏动；皮肤色泽和温度；是否有静脉曲张。

6. 足：是否畸形；皮肤色泽、温度及有无破损；是否有胼胝、霉菌感染和趾甲异常等。

7. 其他：血压、身高、体重及体重指数；腰围／臀围；心电图检查等。

二、中国 2 型糖尿病综合控制目标（表 7-5）

表 7-5　中国 2 型糖尿病综合控制目标

指标	目标值
血糖 */（mmol/L）空腹	4.4 ～ 7.0
非空腹	< 10.0
糖化血红蛋白 /%	< 7.0
血压 /mmHg	< 130/80
总胆固醇 /（mmol/L）	< 4.5
高密度脂蛋白胆固醇 /（mmol/L）男性	> 1.0
女性	> 1.3
甘油三酯	< 1.7
低密度脂蛋白胆固醇 /（mmol/L）未合并动脉粥样硬化性心脏病	< 2.6
合并动脉粥样硬化性心脏病	< 1.8
BMI	< 24.0

注：* 表示毛细血管血糖。

　　糖尿病合并高血压的情况，在临床很常见。较年轻和病程较短的患者血压达标值在 130/80 mmHg 以下。老年患者血压目标值可适当放宽至 150/90 mmHg。

三、并发症监测的频率

　　糖尿病并发症筛查是及早发现糖尿病并发症的手段。根据发

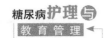

达国家的经验，新发病的 1 型糖尿病患者应在发病 5 年内每年筛查 1 次并发症；2 型糖尿病患者应在确诊糖尿病后即行筛查并发症。对于无并发症的患者，每年筛查 1 次；对于已有并发症者，则视情况进一步检查或决定复查时间，同时有针对性地加强治疗。

详细监测方法可参考《中国糖尿病防治指南》指导，同时可根据自身情况和疾病状态遵医嘱执行，临床监测常见项目与频率如表 7-6 所示。

表 7-6　临床监测常见项目与频率

监测项目	一般监测频率
HbA1c	每 2 ～ 3 个月
尿微量白蛋白	每 3 个月
肝肾功能	每 6 ～ 12 个月
血脂	每 6 ～ 12 个月
空腹和餐后胰岛素或 C 肽	每 12 个月
视力、眼底	每 6 ～ 12 个月
心电图	每 12 个月
下肢检查	每 12 个月
BMI	每 6 ～ 12 个月
血压	至少每个月

参考文献

［1］中华医学会糖尿病学分会.中国血糖监测临床应用指南（2011年版）[J].
中华糖尿病杂志，2011，3（1）：13-21.

［2］刘建琴，刘道平，陆秀华，等.患者糖尿病知识掌握程度与疾病直接
医疗费用关系的调查[J].中华护理杂志，2000，35（9）：524-526.

［3］International Diabetes Federation Guideline self monitoring of blood
glucose in non-insulin treated by 2 Diabetes. Brussels，Belgium：
International Diabetes Federation，2009.

［4］American Diabetes Association Clinical practice recommendtions Exeutive
summary：standards of medical care in Diabetes-2010. Diabetes care，
2010，33 Suppl 1：S4-10.

［5］National Institute for Clinical Excellence：Clinical guidelines for type 2
Diabetes mellitus: management of blood glucose[EB/OL].（2010-10-23）.
http：//www.nice.org.uk./Guidancet/CG66.

［6］中华医学会糖尿病学分会，中国2型糖尿病防治指南（2017年版）[J].
中华糖尿病杂志，2018，10（1）：4-64.

［7］中华医学检验医学分会，国家卫生和计划生育委员会临床检验中
心.便携式血糖仪临床操作和质量管理规范中国专家共识[J].中华医
学杂志，2016，96（36）：2864-2867.

［8］GINBERG B H. Factors affecting blood glucose monitoring：sources of errors
in measurement.J Diabetes Sci Technol，2009，3（4）：903-913.DOI：
10.1177/193229680900300438.

［9］中华医学会内分泌学分会.中国成人2型糖尿病HbA1c控制目标的专家
共识[J].中华内分泌代谢杂志，2011，21（5）：371-374.

［10］SAUDEK C D，HERMAN W H，SACKSDB，et al. A new look at screen
in grand diagnosing Diabetes mellitus. J Clin Endocrinol Metab，2008，

93：2447-2453.

［11］李青，潘洁敏，马晓静，等.糖化血红蛋白和糖化血清白蛋白联合检测在糖尿病筛查中的应用[J].中华医学杂志，2011，91（26）：1813-1816.

［12］中华医学会糖尿病学分会.中国持续葡萄糖监测临床应用指南（2017年版）[J].中华糖尿病杂志，2017，9（11）：664-672.

［13］周健，贾伟平.动态血糖监测技术：过去、现在与未来[J].中华糖尿病杂志，2016，8（12）：705-708.

［14］中华医学会糖尿病学分会血糖监测学组中国扫描式葡萄糖监测技术临床应用专家共识[J].中华糖尿病杂志，2018，10（11）：697-700.

［15］沈犁，郭晓惠.中国糖尿病护理及教育指南介绍[J].中国糖尿病杂志，2010，18（4）：310.

［16］朱平，许樟荣.糖尿病并发症筛查的意义与方法[J].中国医刊，2017，52（2）：1-3.

［17］孙子林，金晖，鞠昌萍，等.糖尿病自我管理技巧[M].江苏：凤凰出版传媒集团江苏科学技术出版社，50-51.

第八章 特殊糖尿病患者的护理

要点提示

- 妊娠期间糖尿病包括孕前糖尿病、妊娠期糖尿病及妊娠期显性糖尿病。各种类型的糖尿病对孕妇及胎儿均有不利影响，控制血糖是减少妊娠期间糖尿病不良结局的关键。

- 妊娠期糖尿病血糖控制目标：空腹血糖 < 5.3 mmol/L、餐后 1 小时血糖 < 7.8 mmol/L、餐后 2 小时血糖 < 6.7 mmol/L。饮食、运动管理是控糖的主要手段，自我血糖监测是控糖的基础。需药物干预者应选择胰岛素降糖。

- 围手术期血糖异常（包括高血糖、低血糖和血糖波动）会增加手术患者的死亡率，增加感染、伤口不愈合及心脑血管事件等并发症的发生率，延长住院时间，影响远期预后。

- 不同类型的手术，其血糖目标值不同。术前应根据手术的部位、时间、麻醉方式、患者状态，制定围手术期的个性化降糖方案。

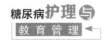

第一节　妊娠期糖尿病的护理

一、定义

详见第一章糖尿病的诊断与分型中的相关内容。

二、妊娠、分娩对胰岛素的影响

1.妊娠期,母体对胰岛素需求量大大增加,约为非孕时的2倍。

2.分娩期间产妇体力大量消耗,进食量减少,应及时调整胰岛素用量。

3.产褥期,分娩后随着胎儿娩出,拮抗胰岛素物质迅速消失,患者的胰岛素敏感性恢复,需立刻减少胰岛素用量,否则易出现低血糖休克,威胁生命安全。

三、临床表现

妊娠期出现以下情况时应警惕糖尿病的可能:出现多饮、多食、多尿症状,反复发作的泌尿生殖道感染,体重＞90 kg,产检发现羊水过多或巨大胎儿。但大多数妊娠期糖尿病患者无明显的临床表现。

四、护理

（一）孕前

1.孕前咨询及评估:糖尿病患者在计划妊娠前应至内分泌科

及妇产科进行详细的孕前咨询和评估。通过专科医师对血糖控制情况及并发症发展程度的综合评估，明确目前状况是否适合妊娠，并给予适合妊娠者孕前药物调整及注意事项指导。

2.用药指导：对二甲双胍无法控制的高血糖及时加用或改用胰岛素控制血糖，停用二甲双胍以外的其他类别的口服降糖药物。发现妊娠应停用二甲双胍，调整胰岛素用量控制血糖。鼓励孕前服用叶酸。

3.血糖控制目标：在不出现低血糖的前提下，空腹血糖及餐后血糖尽可能接近正常，建议 HbA1c < 6.5% 时妊娠，应用胰岛素治疗者为防止低血糖发生可放宽至 HbA1c < 7.0%。餐前血糖控制在 3.9 ~ 6.5 mmol/L，餐后 2 小时血糖控制在 8.5 mmol/L 以下。

（二）孕期

1.血糖、并发症及妊娠相关指标的监测

（1）所有类型的孕期糖尿病，血糖控制目标为：空腹血糖 < 5.3 mmol/L、餐后 1 小时血糖 < 7.8 mmol/L；餐后 2 小时血糖 < 6.7 mmol/L。孕期血糖控制必须避免低血糖。1 型糖尿病低血糖风险最高，其次为 2 型糖尿病和妊娠期显性糖尿病，妊娠期糖尿病低血糖最少。孕期血糖 < 4.0 mmol/L 为血糖偏低，需调整治疗方案，血糖 < 3.0 mmol/L 必须给予即刻处理。调整胰岛素用药期间每天至少监测 4 次血糖（早晨空腹、三餐后 2 小时），必要时加测睡前、凌晨、三餐前血糖。血糖达标后每周监测 1 ~ 2 天空腹及三餐后 2 小时的血糖。

（2）肾功能监测及眼底检查：每次产前检查尿常规，监测尿酮体和尿蛋白。每 1 ~ 2 个月检测肾功能及眼底检查。

（3）妊娠相关指标监测：指导孕妇每周测量体重、宫高、腹围，每天自行监测血压，定期监测胎心音等，确保胎儿安全。通过 B 超、胎心监护、胎动计数、胎盘功能测定等了解胎儿健康状况，同时要教会孕妇正确进行胎动计数。孕妇常在 20 周左右自觉胎动，妊娠 28 周后，正常胎动计数 ≥ 10 次 /2 小时。

2. 健康教育

给患者提供血糖监测、运动和饮食原则、药物应用等多方面的指导，提高其自我监测和自我护理能力，采用多种宣教形式，最好家人也参与其中，共同制订有针对性的健康教育干预计划，最终实现患者能够自我血糖监测、根据自身情况调整运动饮食计划、掌握注射胰岛素的正确方法、了解药物的特点及作用时间。向患者提供妊娠期糖尿病相关知识，使其明白血糖控制不佳对母儿的危害，给予必要的心理支持，缓解心理压力，保持身心愉悦。教会孕妇掌握高血糖及低血糖的症状及紧急处理步骤，鼓励其外出随身携带糖果，避免发生晕倒等不良后果。

3. 生活方式

饮食营养是妊娠期糖尿病治疗的基础，通过个体化的饮食方案实现血糖控制，保证孕妇和胎儿的合理营养摄入，减少母儿并发症的发生，是妊娠期糖尿病的首选降糖方案。饮食方案的制定要综合考虑个人饮食习惯、体力活动水平、血糖水平等。限制碳水化合物摄入是控制血糖的重要手段，对于孕妇，要同时保证充足的营养供给，减少饥饿性酮症的发生。

（1）控制总能量的摄入：由妊娠前 BMI 和妊娠期体重增加总量共同确定（表 8-1），不同个体推荐的摄入总能量不同。总体来说，妊娠早期应保证不低于 1500 kcal/d（1 kcal=4.184 kJ），妊娠晚期不低于 1800 kcal/d。每日摄入的碳水化合物应占总能量的 50% ~ 60%，且每日碳水化合物的摄入量不低于 150 g/d（非妊娠期女性为 130 g/d）。因为碳水化合物摄入不足可能导致脂肪分解、酮症的发生，对孕妇和胎儿都会产生不利影响。

表 8-1　基于妊娠前 BMI 推荐的孕妇每日能量
摄入量及妊娠期体重增长标准

妊娠前 BMI	能量系数 /（kcal/kg 理想体重）	平均能量 [a] /（kcal/d）	妊娠期体重增长值 / kg	妊娠中晚期每周体重增长值 / kg	
				均数	范围
< 18.5	35~40	2000~2300	12.5~18.0	0.51	0.44~0.58
18.5~24.9	30~35	1800~2100	11.5~16.0	0.42	0.35~0.50
≥ 25.0	25~30	1500~1800	7.0~11.5	0.28	0.23~0.33

注：[a] 平均能量（kcal/d）= 能量系数（kcal/kg）× 理想体重（kg）；1 kcal = 4.184 kJ；对于我国常见身高的孕妇（150-175 cm），可以参考：理想体重（kg）= 高（cm）-105。身材过矮或过高孕妇均需要根据患者的状况调整膳食能量推荐。妊娠中、晚期在上述基础上平均依次再增加约 200 kcal/d；妊娠早期平均体重增加：0.5~2.0 kg；多胎妊娠，应在单胎基础上每日适当增加 200 kcal 能量摄入。

（2）饮食指导：由专业营养师协助制定、指导饮食方案。通常来讲，为满足孕妇妊娠期生理调节及胎儿生长发育需要，蛋白摄入量占总能量的 15% ~ 20%，不推荐蛋白过量摄入，以免增加肾脏负担；脂肪摄入量占总能量的 25% ~ 30%，应适当限制饱和脂肪酸含量高的食物，如动物油脂、红肉类、全脂奶制品等；通过多选用富含膳食纤维的燕麦片、荞麦面等粗杂粮及新鲜蔬菜、水果等增加膳食纤维摄入量，保证膳食纤维每日摄入量在 25 ～ 30 g；同时有计划地增加富含维生素 B_6、钙、铁、钾、锌、铜的食物，如瘦肉、鱼、虾等。

（3）运动干预：美国妇产科学会（ACOG）建议没有特殊并发症的妊娠女性应每周至少有 150 分钟中等强度的体力活动。安全有效的运动有利于改善妊娠期糖尿病患者对葡萄糖的有效利用，改善葡萄糖代谢异常，降低血糖水平。在护理干预中，应充分体现个体化及安全性的特点，指导孕妇结合自身条件，科学把握运动的时间和强度。运动方式以有氧运动最好，如瑜伽、散步、上臂运动、打太极拳、做孕妇操、游泳等，强度以孕妇自己能够耐受为原则。进食 30 分钟后运动，先慢后快，每次 30 ～ 40 分钟的连续有氧运动，心率一般每分钟在 120 次即可。先兆流产者或者合并其他严重并发症者不宜采取运动疗法。

（4）体重管理：孕前肥胖及孕期体重增长过多，均是妊娠期糖尿病的高危因素。对于孕期体重增长，从孕早期即制订孕期增重计划，结合基础 BMI，了解孕期允许增加的体重。建议孕前肥胖或超重的女性减轻体重后再妊娠。孕期需要规律产检，监测体重变化，保证体重合理增长（表 8-2）。

表 8-2　根据孕前 BMI 制订孕期体重增长计划

孕前 BMI	孕期体重增加总量 /kg	妊娠中、晚期体重增加平均速率 /（kg / 周）
低体重（＜ 18.5）	12.5 ～ 18.0	0.51（0.44 ～ 0.58）
正常体重（18.5 ～ 24.9）	11.5 ～ 16.0	0.42（0.35 ～ 0.50）

续表

孕前 BMI	孕期体重增加总量 /kg	妊娠中、晚期体重增加平均速率 /（kg／周）
超重（25.0～29.9）	7.0～11.5	0.28（0.23～0.33）
肥胖（＞30.0）	5.0～9.0	0.22（0.17～0.27）

4. 合理用药

大部分妊娠期糖尿病患者通过饮食、运动等生活方式的干预，可实现血糖达标；强化生活方式干预不能达标的妊娠期糖尿病患者，为避免过度的运动及节食导致低血糖或 DKA 的发生，需启动胰岛素降糖治疗。2 型糖尿病患者应在孕前即改为胰岛素治疗。使用胰岛素时期，注意监测血糖变化，避免血糖波动太大，减少并发症的危害。指导孕妇胰岛素使用后的观察要点，避免药物的不良反应，如低血糖等。

5. 心理支持

患有糖尿病的孕妇了解糖尿病对母儿的危害后，会在心理上承受很大压力，易出现焦虑、恐惧等情绪，不利于血糖的控制及妊娠的顺利进行，从而进入心理影响生理，生理影响心理的恶性循环。因此，应给予心理辅导和支持，使其以积极的心态面对压力，保持轻松愉快的心情，对疾病的控制会有积极的正向作用。必要时可寻求专业心理医生帮助。

（三）分娩期的管理

患有糖尿病的孕产妇及其胎儿死亡率较高，因此，选择合适的分娩时间和正确的分娩方式至关重要。

1. 经阴道分娩者，严密监测血糖、尿糖和尿酮体，保持血糖不低于 5.6 mmol/L，以免新生儿发生低血糖；鼓励产妇左侧卧位，改善胎盘血液供应，密切监护胎儿状况，产程不宜过长，否则会增加 DKA、胎儿缺氧和感染危险。糖尿病孕妇在分娩过程中，仍需维持身心舒适，给予支持以减缓分娩压力。

2. 剖宫产者，在手术日停止皮下注射所有胰岛素，监测血糖及尿酮体，根据其空腹血糖水平及每日胰岛素用量，改为小剂量胰岛素持续静脉滴注，术中每 1～2 小时检测 1 次血糖，尽量使术中血糖控制在 6.7～10.0 mmol/L，术后 2～4 小时检测 1 次血糖，直到饮食恢复。

3. 新生儿护理

（1）无论体重大小均按高危儿处理，注意保暖。

（2）新生儿出生时取脐血检测血糖，防止发生低血糖；注意预防低血钙、高胆红素血症及新生儿肺透明膜病（NRDS）的发生。

（四）产后的管理

1. 调整药物的用量：根据产妇血糖情况调整胰岛素用量，妊娠期糖尿病停用胰岛素，孕前糖尿病和妊娠期显性糖尿病胰岛素剂量至少减少 1/3。妊娠期无须胰岛素治疗的妊娠期糖尿病产妇，产后可恢复正常饮食，但应避免高糖及高脂饮食。

2. 预防产褥感染：糖尿病患者免疫力下降，易合并感染，应及早识别患者的感染征象，并及时处理。

3. 鼓励母乳喂养：尽快进行"三早"，即早接触、早吸吮、早开奶。做到按需哺乳。

4. 做好随访指导：产妇要定期到产科和内分泌科复查，告知妊娠期糖尿病妇女在产后 6 ~ 12 周要复查 OGTT，评估糖代谢状态。若结果正常，建议 1 年后再复查 1 次 OGTT，评估糖代谢状态。之后如无高危因素者，2 ~ 3 年进行 OGTT 筛查 1 次。若结果异常，及时到内分泌科就诊。随访时建议同时进行身高、BMI、腰围及臀围的测量，了解产后血糖的恢复情况，做好健康生活方式的指导。

第二节　围手术期的糖尿病管理

血糖异常是围手术期的常见问题之一，糖尿病患者是围手术期血糖异常的重点人群。首先，手术创伤应激诱发机体分泌儿茶酚胺、皮质醇和炎性介质等胰岛素拮抗因子，促使血糖增高。其次，围手术期经常使用的激素、含糖营养液等进一步增加了高血糖的风险。再次，手术相关的长时间禁食和不恰当的降糖治疗也能引起患者低血糖和血糖剧烈波动的可能。

大量证据表明，围手术期血糖异常（包括高血糖、低血糖和血糖波动）能增加手术患者的死亡率，增加感染、伤口不愈合及心脑血管事件等并发症的发生率，延长住院时间，影响远期预后。合理的血糖监测和调控是围手术期管理的重要组成部分。除急诊手术外，择期手术的糖尿病患者均应进行充分的评估和管理，以提高手术的成功率。

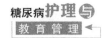

一、手术与糖尿病的相互影响

（一）手术影响血糖稳定的机制

1. 手术时可导致机体产生急性应激反应，分泌儿茶酚胺、皮质醇和炎性介质等胰岛素拮抗因子，使糖尿病患者血糖显著升高，加重糖代谢紊乱。

2. 某些手术需长时间禁食，且手术创伤后分解代谢增加，使脂肪大量分解，易导致 DKA。

3. 由于禁食、对血糖控制过于严格及麻醉导致机体对低血糖的反应性降低等因素的影响，低血糖发生风险增加。

（二）糖尿病影响手术效果的机制

1. 与非糖尿病患者相比，糖尿病患者由于存在糖代谢紊乱，血管、神经、肾脏并发症及多种伴随疾病，使手术的复杂性增加，加大手术风险；麻醉意外的风险增加、手术并发症增多，使死亡率增加。

2. 血糖控制不佳影响组织修复能力，进一步影响伤口愈合，导致伤口愈合延迟或不愈合。

3. 高血糖影响免疫系统功能，机体免疫力下降，易导致切口感染或并发其他部位的感染，如肺部感染、泌尿系统感染等。

二、糖尿病患者的术前管理

术前全面评估是保证糖尿病患者麻醉和手术成功的关键，因此，应在术前对患者的健康状况、血糖控制情况及并发症做全面评估。

（一）完善代谢相关检查及并发症筛查

代谢相关检查包括：血常规、尿常规及血糖、血酮体、糖化血红蛋白、血脂、肝功能、肾功能、电解质代谢和酸碱平衡等。除此之外，还需完善踝肱指数、心电图、心功能分级、眼底检查及神经系统检查，以了解糖尿病患者是否合并糖尿病相关并发症，根据结果回报对手术风险进行评估。

（二）调整降糖方案

对于耗时短、不影响进食的局麻手术，如评估达标，无须特殊调整降糖方案。然而大多数手术因麻醉方式、手术部位等因素影响，对膳食有不同程度的限制要求。对于这类手术，需在术前调整降糖方案以保证手术的顺利进行。

1. 术前住院时间超过 3 天的患者，可在入院后即换用短效胰岛素皮下注射控制血糖，术前调整到适合的剂量。

2. 长时间大手术、术后无法恢复进食的糖尿病患者，手术日换用短效胰岛素持续静脉泵注控制血糖。

3. 短小门诊手术者，手术当日可保留中长效胰岛素，剂量不变或减少 1/3 ～ 1/2，停用餐前短效胰岛素。

4. 口服降糖药治疗的患者在手术前 24 小时应停用二甲双胍，在接受小手术的术前当晚及手术当天应停用所有口服降糖药。磺脲类和格列奈类口服降糖药可能造成低血糖，术前应停用至少 24 小时。停药期间监测血糖，使用常规胰岛素控制血糖水平。

5. 对于口服降糖药后血糖控制不佳及接受大、中手术的患者，应及时改为胰岛素治疗，基础胰岛素联合餐时胰岛素可以有效改善血糖。手术当日应适当减少胰岛素用量，禁食期间停止皮下胰

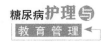

岛素注射，密切监测血糖变化，必要时给予小剂量胰岛素静脉持续泵入，以及时调整胰岛素剂量，避免低血糖的发生。

（三）制定血糖控制目标

血糖控制达标有利于伤口愈合、减少手术风险。

1. 一般手术的血糖监测目标：术前控制餐前血糖≤7.8mmol/L，餐后血糖≤10.0 mmol/L。手术越精细、复杂，术前血糖控制目标越严格，达标的重要性越强。对于术前血糖长期显著增高者，围手术期血糖不宜下降过快，避免血糖波动过大造成组织损害及低血糖事件的发生。因此，应当综合评估风险，合理选择手术时机，必要时可适当放宽术前血糖目标上限至空腹≤10.0 mmol/L，随机或餐后2小时≤12.0 mmol/L。

2. 血糖监测频率：近日拟行手术的患者，如血糖控制达标，可每天监测3～4次血糖；对血糖控制不理想的围手术期糖尿病患者，在术前5～7天应进行每日4～7次的血糖监测，根据血糖结果调整降糖方案，直至血糖控制水平达到要求方可手术。

（四）营养管理

与糖尿病患者日常饮食策略不同的是，为保证术后伤口愈合，术前往往要改善患者的营养状态，保证足够的蛋白质、碳水化合物等营养物质的摄入，保证碳水化合物的供给，避免DKA的发生。

（五）心理护理

面对即将到来的手术，患者往往存在不同程度的紧张、焦虑情绪，心理负担过重会对血糖控制带来不利的影响，而血糖不达标又会进一步加重患者的心理负担，造成恶性循环。关注患者的心理健康，做好健康宣教，消除患者的心理顾虑和不良情绪，使其保持积极向上的心态对血糖控制及手术都有重要的作用。

三、糖尿病患者的术中管理

（一）血糖监测及处理

1. 正常饮食的患者，监测空腹血糖、三餐后血糖和睡前血糖。
2. 禁食患者，至少每 4 ～ 6 小时监测 1 次血糖。
3. 危重患者 / 大手术或持续静脉输注胰岛素的患者，术中血糖波动风险高，低血糖发生概率大，故应 1 ～ 2 小时监测 1 次血糖；对特殊的手术或临床情况，根据需要随时增加监测频率。
4. 发生手术延迟时，可输注 5% ～ 10% 葡萄糖液 100 ～ 125 mL，根据血糖情况辅以小剂量胰岛素静脉输注，既可防止脂肪分解、DKA 的发生，又可以防止低血糖的发生。若血糖 ≤ 3.9 mmol/L，应及时给予静脉葡萄糖输注，并增加血糖监测频度，直至低血糖得到纠正。
5. 对病情稳定的门诊手术患者，如手术时间 ≤ 2 小时，在入院后和离院前分别监测 1 次血糖。

（二）控制手术时间

尽量缩短手术时间，以预防术后感染和心脑血管意外的发生。

四、糖尿病患者的术后管理

（一）评估

术后及时对生命体征、重要脏器功能、各项生化指标及感染

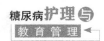

状况进行评估。

（二）能量补充

小手术后可常规进食，若无伤口感染可维持术前饮食方案。手术后需要禁食者，可给予静脉补液。短暂禁食者可给予葡萄糖注射液输注补充能量，成人每日需要补充葡萄糖 150～250 g，为防止高浓度葡萄糖引起糖尿病患者血糖剧烈波动，可同时给予相对应的胰岛素促进葡萄糖进入组织，一般葡萄糖与胰岛素的比为（3～5）g：1 U，配制好的葡萄糖液以恒定的速度滴入。需要注意的是，糖尿病患者对胰岛素的敏感性个体差异大，需定时监测血糖，及时调整胰岛素和葡萄糖的配比。短时间无法恢复正常饮食者，除给予葡萄糖外，应同时补充脂肪乳、氨基酸、维生素等营养物质，维持能量供给和水、电解质平衡。对术后禁食且需进行肠外营养支持治疗的患者，应用输液泵控制营养液输注速度，保证营养液均匀滴注，同时应避免摄入过多的糖引起血糖过高，每 2 小时监测 1 次血糖，待血糖平稳后每 4 小时监测 1 次。当患者肠蠕动恢复后开始进食，在原健康饮食的基础上，适当增加蛋白质的摄入（增加 10%～15%）以促进切口愈合及机体恢复。

（三）术后血糖监测

术后仍需监测血糖变化，一般每 2～4 小时监测 1 次血糖，如血糖控制不佳需增加监测频率，并根据监测结果调整补液速度及胰岛素用量，使血糖维持在理想水平。对术后危重的糖尿病患者，血糖控制标准应适当放宽，血糖水平控制在 7.8～10.0 mmol/L 水平较安全，对中、小手术的糖尿病患者，血糖控制水平为：空腹血糖＜7.8 mmol/L，随机血糖控制在＜10.0 mmol/L，对既往血糖控制良好的患者，血糖控制标准可更加严格，但应避免低血糖的发生。

（四）防止感染

糖尿病患者为创面感染的易感人群，尤其应注意防止感染。对有感染倾向的患者及时加用抗生素预防感染，并保证抗生素的有效合理输入。

（五）切口护理

严密观察病情状况和切口愈合情况，做好切口护理，定期换药，严格无菌操作。同时加强营养管理，促进伤口愈合。

（六）预防血栓形成

术后根据患者病情及手术特点指导患者早期活动，必要时及时应用抗血小板聚集药物预防血栓，避免发生脑血管意外。

对于糖尿病患者围手术期的血糖管理，总的原则是密切监测血糖水平，平稳控制血糖，加强营养支持，防止急性代谢紊乱及感染的发生，保障手术顺利实施，使糖尿病患者平稳度过围手术期。

参考文献

［1］SANTANA O，XYDAS S，WILLIAMS R F，et al，Percutaneous coronary intervention followed by minimally invasive valve surgery compared with median sternotomy coronary artery bypass graft and valve surgery in patients with prior cardiac surgery[J]. J Thorac Dis，2017，9 Suppl 7：S575-581.DOI：10.21037/jtd.2017.04.40.

［2］安力彬，陆虹.妇产科护理学 [M].6 版.北京：人民卫生出版社，2019.

［3］谢兴，孔北华，段涛.妇产科学 [M].9 版.北京：人民卫生出版社，2018.

［4］WAHABI H A，ALZEIDAN R A，Esmaeil S A. Pre-pregnancy care for women with pre-gestational diabetes mellitus：a systematic review and meta-analysis[J]. BMC Public Health，2012，12：792. DOI：10.1186/1471-2458-12-792.

［5］BLUMER I，HADAR E，HADDEN D R，et al. Diabetes and pregnancy：an endocrine society clinical practice guideline[J]. J Clin Endocrinol Metab，2013，98（11）：4227-4249. DOI：10.1210/jc.2013-2465.

［6］Standards of Medical Care in Diabetes-2017：summary of revisions[J]. Diabetes Care，2017，40 Suppl 1：S4-5. DOI：10.2337/dc17-S003.

［7］李光辉，张为远.妊娠期糖尿病个体化营养治疗的临床实践及遵循依据 [J]. 中华围产医学杂志，2011，14：196-199.

［8］GAVARD J A，ARTAL R. Effect of exercise on pregnancy outcome[J]. Clin Obstet Gynecol，2008，51：467-480.

［9］BROWN J，CEYSENS G，BOULVAIN M. Exercise for pregnant women with gestational diabetes for improving meternal and fetal outcomes[J]. Cochrane Database of Systematic Reviews，2017，6（6）：CD012202.

［10］陈艳霞，魏辉，魏燕.不同时期的护理干预对妊娠期糖尿病孕妇分娩结局的影响 [J]. 河北医药，2011，15（23）：137-139.

［11］SEBRANEK J J，LUGLI A K，COURSIN D B. Glycaemic control in the perioperative period［J］.Br J Anaesth，2013，111（1）：18-34.

［12］中华医学会麻醉学分会.围手术期血糖管理专家共识 [J]. 临床麻醉学杂志，2016，32（1）：93-95.

［13］中华医学会内分泌学分会. 中国成人住院患者高血糖管理目标专家共识［J］. 中华内分泌代谢杂志，2013，29（3）：185-195.

［14］中华护理学会糖尿病专业委员会. 高血糖患者围手术期血糖护理工作指引［J］. 中华护理杂志，2017，52（7）：794-798.

第九章　糖尿病患者的心理护理

要点提示

- 糖尿病是与心理、社会因素密切相关的心身疾病。主要表现为痛苦、恐惧、焦虑、抑郁等，发生率可高达70%，其风险远高于普通人群，心理障碍是促使糖尿病患者病情恶化、并发症提前出现的主要危险因素。

- 糖尿病患者与焦虑、抑郁共病，会降低患者治疗的依从性、恶化病情、增加医疗支出。老年糖尿病患者在共病抑郁后认知功能障碍加重，导致患者注意力、执行力和对新信息的接受度出现下降。故对糖尿病患者进行心理障碍的筛查和评估至关重要。

- 心理健康是糖尿病管理的重要组成部分，利用共情技术、认知行为疗法等可改善糖尿病患者的抑郁、焦虑情绪，增进患者治疗的信心，强化良好的治疗效果。

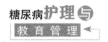

第一节　糖尿病患者心理评估的重要性

糖尿病被现代心身医学定义为以躯体症状为主要表现，与心理、社会因素密切相关的心身疾病。糖尿病的治疗是终身的，会对糖尿病患者本人及家庭造成精神、经济和生活压力，使得糖尿病患者有极大概率出现相关心理障碍，主要表现为痛苦、恐惧、焦虑、抑郁等，发生率高达 30% ～ 70%，其风险远高于普通人群。心理障碍是促使糖尿病患者病情恶化、并发症提前出现的主要危险因素。

美国糖尿病学会（American Diabetes Association，ADA）发布的《2020 年糖尿病医学诊疗标准》中明确提出：有效的行为管理和心理健康是实现糖尿病患者治疗目标的基础。社会心理因素（包括环境、社会、行为和情感因素）可影响糖尿病的疗效，需将情绪健康纳入糖尿病护理和自我管理中。对此，应在患者初诊和随访时，定期评估糖尿病相关压力、焦虑、抑郁、进食障碍和认知功能的相关症状，并对年龄较大的糖尿病患者（≥ 65 岁）进行认知障碍和抑郁症的筛查。

糖尿病患者心理问题，我国自 20 世纪 90 年代逐步受到关注，小样本的研究显示，我国 2 型糖尿病患者具有内倾型、不稳定型及掩饰型的人格特征。文献报道中显示，1 型糖尿病、2 型糖尿病患者、妊娠期糖尿病患者及患者家属均有不同程度的情绪问题。我国 2019 版《中国糖尿病足防治指南》中也提出了需要关注糖尿病足患者的心理健康问题，进行有效心理护理干预，可以使上述问题得到部分缓解。

由此可见，在临床护理工作中，糖尿病患者的心理障碍需要进行早期识别、评估，早期干预，从而达到糖尿病患者的身心健康。

第二节　糖尿病患者常见心理障碍的临床症状

一、痛苦

糖尿病相关心理痛苦是负性情绪中高发的一种情绪体验，相较于焦虑、抑郁而言，更为广泛地存在于糖尿病患者人群中。

国外的一项纵向研究指出，糖尿病患者焦虑、抑郁与相关心理痛苦在患病初期的 18 个月内，有超过 60% 的患者经历心理痛苦症状。国内学者对 200 例社区糖尿病患者进行了调查显示，糖尿病相关心理痛苦的发生率为 60%，与国外的数据一致。而文化程度偏低的农村，2 型糖尿病患者心理痛苦的发生率高达 76.39%。国外的一项调查研究中指出，超过 70% 被诊断为抑郁症的患者中，他们实际经历的是高水平的心理痛苦而非临床抑郁。可见，糖尿病相关心理痛苦容易被忽视和误诊，需要运用特有的相关心理痛苦测评工具才能够对患者进行有效筛查，由此才能为心理问题的干预提供前提条件。

二、焦虑

糖尿病患者中最常见的是广泛性焦虑障碍，持久而过度的不安和担忧是其基本临床特征，这种情况维持至少数周（通常为数月）。引起糖尿病患者焦虑的常见因素是对高血糖、未达降糖目标、胰岛素注射或输液，以及对发生并发症的担忧。"2010 年中国慢病监测暨糖尿病专题调查"的结果显示，中国目前可能有多达 1.139 亿成人糖尿病患者，近 5 亿糖尿病前期人群。国内一项研究对已确诊的 776 例 2 型糖尿病患者调查发现，49.61% 的患者有轻度焦虑，7.99% 的患者有中度焦虑，1.29% 的患者有重度焦虑；年龄大、家庭收入低、有高血压病史、睡眠质量差、有并发症、血糖控制不达标的糖尿病患者，焦虑症状的比例较高。可见，糖尿病共病焦虑问题是常见的，但其临床表现往往与躯体疾病的症状混杂，应针对每一位糖尿病患者进行焦虑线索的筛查，以便发现问题，解决问题。

三、抑郁

糖尿病抑郁也是糖尿病患者常见的合并症之一，持久的（2周和 / 或 2 周以上）情绪低落和兴趣下降是抑郁状态（发作）的核心症状。流行病学资料显示，糖尿病合并抑郁症的发病人数日益增多，约 1/4 的 2 型或 1 型糖尿病患者存在抑郁症状或抑郁障碍，妊娠期糖尿病患者或产后糖尿病患者是抑郁发生的高危人群，女性抑郁的发生率显著高于男性。有证据表明，焦虑、抑郁等负性情绪可加重糖尿病的病情。国内外的大量研究已证实，心理应激会通过神经内分泌机制、自主神经通路等多种途径来影响 2 型糖尿病的发生和发展。因此，糖尿病并发抑郁症受到国内外越来越多学者的关注。

四、恐惧

由于糖尿病的长期性和不可治愈性导致糖尿病患者要遭受长期的痛苦和恐惧，并且还要承担许多管理新的并发症疾病的任务。研究表明，近一半的糖尿病患者因低血糖产生了恐惧心理，尤其是经历过严重低血糖、低血糖频繁发作及夜间低血糖发作的患者。国外一项调查显示，27%的糖尿病低血糖患者回避驾驶，39%的患者放弃了体育锻炼，25%的患者因恐惧低血糖拒绝了工作任务，给患者及家属的生活带来严重影响。

五、病耻感

糖尿病病耻感，指个体或群体因患糖尿病导致个体被贴上了不受欢迎的标签，遭到旁人歧视或排斥而产生的负面情绪体验。研究显示，19.1%的中国患者遭遇过因糖尿病带来窘境和耻辱感。2型糖尿病患者的病耻感处于中等偏高水平，其主要影响因素为糖尿病病程是否合并其他慢性病和是否发生糖尿病相关并发症。因此，临床医务工作者应重点关注确诊初期、合并其他慢性疾病和发生糖尿病相关并发症的患者，及时进行病耻感的评估，开展延续性护理和个体化护理干预等措施，动态评估患者的心理状态，及时给予护理干预，从而缓解其病耻感。

第三节　糖尿病患者常见心理障碍的评定量表

糖尿病患者与焦虑、抑郁共病会降低患者治疗依从性、恶化病情、增加医疗保健支出。当患者出现焦虑、抑郁等负性情绪时，负性情绪又会增加交感神经兴奋性，使人出现呼吸加快、胸闷等症状，同时还影响下丘脑—垂体—肾上腺轴，升高血糖。老年糖尿病患者在共病抑郁后认知功能障碍加重，导致患者注意力、执行力和对新信息的接受度均出现下降。因此，对糖尿病患者进行心理障碍的筛查和评估至关重要。

一、糖尿病痛苦评定

临床多用糖尿病痛苦量表（DDS）进行评定，该量表由美国心理学家 Polonsky 等在 2005 年研制（附录 D），为糖尿病患者心理评估的专用工具，共 17 个条目，分为情感负担（5 个条目）、医生相关痛苦（4 个条目）、生活规律相关痛苦（5 个条目）及人际关系相关痛苦（3 个条目）4 个维度。克朗巴哈系数是最长用的信度测量方法，系数为 0.842 ～ 0.951，间隔 7 天重测信度为 0.849。该量表采用 Likert6 级评分法，从 1 分（没有问题）到 6 分（非常严重的问题），总分为 102 分。各子量表总分分别为：30 分、24 分、30 分和 18 分。分数越高表明问题对患者造成的困扰或心理负担越重。对糖尿病痛苦程度的评价按照 2012 年 Fisher 等赋予该量表新的评分方法：以均分 2.0 为分割点，< 2.0 为无或轻度痛苦，2.0 ～ 3.0 为中度痛苦，≥ 3.0 为重度痛苦。

二、糖尿病焦虑评定

临床多用焦虑自评量表（SAS）进行评定，该量表于 1971 年由 William W.K.Zung 编制（附录 E），具有效度高、方法简便、易于分析等优点，广泛用于评估正常人群及患者焦虑的主观症状。一般在 5 ～ 10 分钟完成，用于评定个体最近一周内各种症状的出现频度。包括 20 个条目，每个条目采用 1 ～ 4 级评分，"1"
没有或很少时间；"2"少部分时间；"3"相当多时间；"4"
绝大部分或全部时间。其中有 5 个条目（5、9、13、17、19）为
反向计分。计算总分时，先将反向计分的条目进行分值转换后（1—
4，2—3，3—2，4—1），再将 20 个条目得分相加，即得到粗分，
得分范围为 20 ～ 80 分。粗分 > 40 分为焦虑存在，得分越高，
焦虑倾向越明显；将粗分乘以 1.25，四舍五入取整数部分，即得
到标准分，标准分 > 50 分为有焦虑存在。

广泛性焦虑量表（GAD-7）是 Spitzer 团队于 2007 年以基层
医疗就诊人群为研究对象开展的大样本数据研究（附录 F）。中
文版 GAD-7 内在一致性信度系数（Cronbach's α 系数为 0.898）
和重测信度良好。GAD-7 主要询问患者近 2 周精神情绪变化，根
据评分，5 分、10 分、15 分评为轻、中、重度焦虑障碍。GAD-7
包含 7 个条目，每个条目分为 0 ～ 3 分，其中 0 分表示完全不会，
3 分表示几乎每天都会，总分 0 ～ 21 分，评分越高焦虑程度越严
重。0 ～ 4 分为没有焦虑；5 ～ 9 分为轻度焦虑；10 ～ 14 分为中
度焦虑；15 ～ 21 分为重度焦虑。

三、糖尿病抑郁评定

临床多用抑郁自评量表（SDS）进行评定，该量表由 William
W.K.Zung 于 1965 年编制（附录 G）。该量表为自评量表，一般在
5 ～ 10 分钟完成，用于抑郁症状的筛查。SDS 用于评定个体最近
一周内症状的出现频度。包括 20 个条目，每个条目采用 1 ～ 4 级
评分："1"没有或很少时间；"2"少部分时间；"3"相当多时间；
"4"绝大部分或全部时间。其中有 10 个条目是反向计分（2、5、

6、11、12、14、16、17、18、20）。计算总分时，先将反向计分的条目进行分值转换后（1—4，2—3，3—2，4—1），再将 20 个条目得分相加，即得到粗分，得分范围为 20 ～ 80 分。粗分＞ 40 分为有抑郁症状，分值越高抑郁程度越严重。将粗分乘以 1.25，四舍五入取整数部分，即得到标准分，标准分＞ 50 分为有抑郁症状。此外，也可将粗分除以 80，计算出抑郁严重指数，范围为 0.25 ～ 1.00，该指数≥ 0.50 为有抑郁症状；其中 0.51 ～ 0.59 为轻微至轻度抑郁；0.60 ～ 0.69 为中重度抑郁；≥ 0.70 为重度抑郁。

患者健康问卷抑郁量表（PHQ-9）属于自评量表的一种（附录 H）。该量表由 9 个条目组成，每个条目答案由 4 个选项构成，分别为完全不会、好几天、一半以上的天数、几乎每天，它们对应的分值为 0 分、1 分、2 分、3 分，总分是 27 分。分数越高代表抑郁的可能性越大。1 ～ 4 分为正常；5 ～ 9 分为轻度抑郁；10 ～ 14 分为中度抑郁；15 ～ 19 分为中重度抑郁；20 ～ 27 分为重度抑郁。PHQ-9 具有良好的内部一致性，Cronbach's 系数介于 0.8 ～ 0.9。研究发现，对 2 型糖尿病患者进行抑郁症的筛查，当截止值为 5 时，灵敏性与特异性之和最大，灵敏性为 92.3%，特异性为 70.4%，而在标准的截止值（ PHQ-9=10）时，灵敏性为 42.6%，特异性为 95.7%。因此，在 2 型糖尿病患者中，推荐 PHQ-9 的最佳截止值为 5 分。

四、糖尿病恐惧评定

临床多用恐惧疾病进展简化量表（FoP-Q-SF）进行评定，该量表由德国 Mehnert 等于 2006 年修订（附录 I），用于评估患者对疾病进展的恐惧感，共包含生理健康（条目 1、2、3、5、9、

10）和社会家庭（条目 4、6、7、8、11、12）两个维度，生理健康维度主要评估患者对躯体健康状况的恐惧，社会家庭维度主要评估患者对疾病引起的社会家庭功能损害的恐惧。量表共 12 个条目，每个条目根据 likert 5 级评分，总分范围 12～60 分，得分越高，表示患者疾病恐惧越严重，总分≥ 34 分为疾病恐惧感导致心理功能失调的临界值。中文版 Cronbach'S a 系数为 0.883。

五、糖尿病病耻感评定

临床多用 2 型糖尿病患者病耻感评估量表（DSAS-2）进行评定，该量表由澳大利亚学者 Browne 于 2015 年研发（附录 J），用于评价 2 型糖尿病患者病耻感，总量表及各维度的 Cronbach'α 系数为 0.88～0.95。我国学者李玉峰等人于 2017 年将其汉化并用于评估我国 2 型糖尿病患者，总量表及各维度的 Cronbach'α 系数为 0.82～0.88。该量表包括区别对待（6 个条目）、责怪和评判（7 个条目）、自我耻辱（6 个条目），共 3 个维度 19 个条目。均采用 Likert 5 级评分法，从"非常不同意"至"非常同意"分别赋值 1～5 分，总分为 19～95 分，总分越高说明患者感知到的病耻感越强。

第四节　糖尿病患者心理障碍护理和干预方法

心理健康是糖尿病管理中重要的一部分，可改善糖尿病患者的抑郁、焦虑情绪，帮助患者及早摆脱不良心理，恢复自信。心理健康教育／咨询及支持性心理治疗是促进患者心理健康的基本治疗措施之一，具有普遍适应性，应给予每一位患者实施心理健

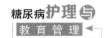

康教育／咨询及支持，它们可以消除患者对精神疾病的误解，减少病耻感，利用同理共感的共情技术增进患者治疗的信心，强化良好的治疗关系。糖尿病专科护士不仅要掌握糖尿病专科知识，而且要关注患者本人的情绪。在常规护理的同时，应对患者的心理状态进行评估，并予以适当的心理疏导，从而给予患者综合全面的治疗，提高其长期的生活质量。以下介绍五种临床常用的心理护理干预方法。

一、共情模式的护理干预

共情是指一种能深入他人主观世界了解其感受的能力，是人本主义心理学的心理治疗核心技术，护理道德和哲学的基础部分。共情护理对糖尿病患者的负性情绪具有缓解和治疗功能，能够在一定程度上提高患者的生活质量。

共情护理干预模式是对患者进行心理评估，根据评估情况采用相应的共情护理措施。

1. 换位思考：由于患者没有充分认识糖尿病，了解胰岛素，易对治疗方案产生焦虑、恐惧情绪，作为护理人员应充分理解患者情绪变化，积极主动与患者沟通，及时进行心理疏导，帮助患者树立健康的科学观和战胜疾病的信心。

2. 健康教育：通过通俗易懂的图文、视频向患者及家属介绍本疾病相关知识，告知强化控制血糖的意义，改变患者不良习惯，合理安排饮食、休息、运动，熟悉注意事项及低血糖自救方法。

3. 共情体验：在治疗过程中患者易对胰岛素使用、频繁血糖监测及低血糖产生不良情绪，甚至由此拒绝治疗，此时护理人员不仅应耐心倾听患者倾诉，还要从患者的言语、肢体动作中发现患者存在的问题，及时进行心理疏导，提供必要的帮助，使患者的需求得到切实有效的满足。

二、知信行模式的护理干预

知信行护理干预模式是基于健康知识、信念和行为，是一个连续的过程。患者能够通过获取知识提高认知能力，增强或产生维护健康的信念，进而产生主动行为的过程。

基于知信行模式的护理干预具体内容包括：

1. 知识维度：在患者护理期间，对患者动态的健康状况、疾病认知能力、心理行为特点等进行评估，依据患者的自身疾病的认知能力、文化教育程度及心理特点采用多种形式的教育方式。

2. 态度维度：在患者护理期间，注意对患者态度的引导，对患者进行鼓励，帮助患者建立信心。同时积极同患者家属沟通，帮助患者提高态度水平，并积极地帮助患者制定措施。

3. 行为维度：患者护理干预措施最终要落实到患者的行为上，在患者护理期间，帮助患者建立依从用药的监督或核查机制，如每日记录服药量、定期计数用药种类、家属定期观察等方式监督患者的行为变化。在护理中通过提高患者知识维度水平，增强患者对慢性疾病的科学认知能力，提高治疗信心，从而改善患者的不良情绪。

三、家庭同步健康教育模式的护理干预

家属是糖尿病患者的重要照顾者，家属的情绪和行为也直接影响糖尿病患者的护理及预后。家庭同步健康教育模式由专业护理人员制定健康教育计划，对及其家属（选择身体状况较好、责

任心强、有一定文化程度的配偶或子女 / 主要照顾者）同时进行健康教育指导。

基于家庭同步健康教育模式的护理干预具体内容包括：

1.疾病知识教育：根据糖尿病患者及其家属的学习能力和文化程度，采用多样化的宣教方式。鼓励家属帮助患者每日记录生活行为（如饮食、睡眠时间和质量、个人行为调节程度等）。

2.用药指导：告知患者及家属遵医嘱的重要性，强调不可自行增减药量，讲解常用的降糖药物、治疗目的、服用方法及不良反应等。鼓励家属监督患者服药，确保患者在药物作用的最佳时间段内服用，使药物发挥最佳的治疗效果和降低不良反应。

3.饮食指导：向家属讲解标准体重的计算方法，使其督促患者保持理想体重。结合患者的 BMI 及原来饮食、生活习惯等因素，教会患者及其家属饮食替代治疗，合理安排饮食。鼓励家属能与患者共同接受低盐、低糖饮食，并尽量做到戒烟戒酒。

4.运动指导：讲解运动对控制血糖的作用，结合患者的爱好指导患者多采取有氧运动的方式。如活动能力较差的患者可选择室内走动或以呼吸锻炼为主；有较强活动能力的患者可选择有氧运动，如打太极拳、练气功、练八段锦、公园散步等。

四、叙事疗法模式的护理干预

叙事疗法作为新手段，可协助其对引发负性情感的过去事件施以追溯，并在此基础上提出破解对策，是一种积极有效的促进患者自主协调心理问题的新方法。叙事护理体现并突出了医学人文关怀，适合新时代的临床护理需求。恰当地实行叙事护理可增进护患双方的交流和了解，使护理人员赢得更多的信任和尊重。

基于叙事疗法模式的护理干预具体内容包括：

1. 制定叙事护理计划：护理人员收集、评估患者的一般资料，如婚姻史、其他病史、文化程度等，做好记录。通过上述工作，预测患者可能出现的心理问题，获得信任与认可，与患者建立良好的护患关系。叙事护理可每周开展 1 次，由护理人员和医生共同实施，每次 30 分钟。

2. 问题外化与解构：安排安静的环境，允许并认可患者通过倾诉、哭诉等方法宣泄其负面情绪。护理人员仔细听，适时回应，使患者得到并满足被理解的感觉，释放心理的不良情绪。倾听过程中注意尽可能让患者完整叙述，中间不要打断患者说话，护理人员应与患者保持恰当的眼神交流，让患者尽情诉说并给予陪伴、支持和尊重，帮助患者外化出心理问题。最终是如何克服，同时做好记录。

3. 改写与见证：根据叙事护理记录，挑选积极的事件来改写当前的消极主线，消除负性情绪。在征得患者和家属同意的前提下，可邀请家属、亲友共同参与倾听，获取家属情感疗伤支持，引导患者在身心放松状态下倾诉心中不快，抛弃负性情绪。同时运用图文、视频等形式，让患者了解糖尿病的病因、病程特点、进展因素、控制的办法、定期血糖监测的重要性等，增强患者信心，积极配合治疗。

4. 总结与制定护理方案：根据患者叙事的内容、方式、心理变化进行整理归纳，探讨研究，具体问题具体分析。针对不同的问题制定并修改护理方案，进行叙事护理干预。

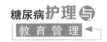

五、认知行为模式的护理干预

认知行为理论认为，人们产生不良情绪是认知因素起重要作用，引起情绪障碍的不是事件本身，而是患者对该事件的看法、态度和观念。错误观念或不正确的认知过程常引发抑郁情绪，认知对情感和行为起决定性作用，影响患者对事物的判断和评价。如果能改变对事件扭曲的认知，就可避免产生焦虑、抑郁情绪。认知行为干预重点在于帮助患者解决事件背后的非理性信念，消除不合理的认知，巩固新的理性认知。

基于认知行为模式的护理干预具体内容包括：

1. 治疗者在有效倾听的基础上，充分理解、支持患者，增加患者安全感，确立治疗同盟。

2. 详细了解患者的生活经历、家庭环境、患者的认知模式、个性特征、心理防御机制，探讨其非理性的功能失调性思维和信念，教会患者识别和控制非理性的情绪和行为，学习解决问题的方法和心理应对技能，以积极心态面对现实生活，提高自我矫正和适应能力，必要时给予生物反馈治疗、放松治疗。

3. 提供信息：讲解糖尿病的基本知识和降糖药物的用药方法、药物不良反应和用药过程的注意事项；改变患者过去不健康的生活方式和不良行为习惯，重视控制饮食和规律生活的必要性，做到定时、定量用餐，循序渐进地锻炼。

4. 与家庭成员进行沟通，使家属能支持、鼓励并督促患者按照医嘱治疗。每周1次，每次40～50分钟，疗程4～8周。

作为糖尿病专科护士，在进行评估量表筛查和心理护理中，如发现有重度心理障碍的患者，需要主动报告给主管医生。有下列情况之一者，需要邀请精神科医师会诊或转介精神科治疗。

1.焦虑、抑郁病情突出，成为患者的主要临床表现。

2.伴发伤害倾向，甚至自伤、自杀、伤人、毁物等行为。

3.患者或家人否认精神心理问题，自愿治疗困难者，但焦虑、抑郁干预等精神卫生服务有助于疾病的整体康复。

4.精神药物治疗应答差或不能耐受者，又需要药物干预者。

5.患者希望得到专科医师的进一步干预。

参考文献

［1］American Diabetes Association. Standards of Medical Care in Diabetes -2020[J].Diabetes Care，2020，43（Suppl1）：S1-S212.

［2］黄列军，许樟荣，王玉珍，等．糖尿病患者个性调查初步研究 [J]. 中国慢性病预防与控制，1998，6（5），219-222.

［3］刘彦君，宋晓菲，王爱红，等．2型糖尿病患者抑郁症患病情况的调查 [J]. 中华糖尿病杂志，2004，12（2），123-125.

［4］宋晓菲，刘彦军，王维华，等．妊娠糖尿病患者抑郁症状调查及相关因素分析 [J]. 中国临床康复，2004，8（30），6559-6561.

［5］冉兴无，贾伟平，王贵强，等．中国糖尿病足防治指南（2019版）[J]. 中华糖尿病杂志，2019，11（6），387-397.

［6］徐慧文，陈璇．社区糖尿病患者心理痛苦与应对方式的相关性研究 [J]. 中国护理管理，2016，16（11）：1489-1492.

［7］FISHER L，SKAFF M M，MULLAN J T，et al. A longitudinal study of affective and anxiety disorders，depressive affect and diabetes distress in adults with Type 2 diabetes[J].Diabet Med.2008 Sep；25（9）：1096-1101.

［8］SHI Z. Prevalence of diabetes among men and women inChina[J]. N Engl J

Med，2010，362（25）：2425-2426. DOI：10.1056/NEJMc1004671.

［9］KATON W J，The comorbidity of diabetes mellitus and depression[J].
American Jounal of MedicineH，2008，121（11）：S8-S15.

［10］BÖHME P，BERTIN E，COSSON E，et al. Fear of hypoglycaemia in
patients with type 1 diabetes：do patients and diabetologists feel the same
way? [J]. Diabetes Metab，2013，39（1）：63-70.

［11］FULCHER G，，SINGER J，CASTAÑEDA R，et al. The psychosocial
and financial impact of non-severe hypoglycemic events on people with
diabetes：two international surveys [J]. J Med Econ，2014，17（10）：
751-761.

［12］POLONSKY W H，FISHERL，EADESJ，et al. Assessing Psychosocial
Distress in Diabetes：Development of the Diabetes DistressScale. Diabetes
Care，2005，28：626-631.

［13］吴欣娟 . 护理管理工具与方法使用手册 [M]. 北京：人民卫生出版社，
2015.

［14］周妍妍，毕亚红，劳力敏，等 . 广泛性焦虑量表在筛查广泛性焦虑障
碍中但应用 [J]. 中华全科医师杂志，2018，17（9）：735-737.

［15］秦泽慧，梁列新 . 中文版 PHQ-9 在不同人群筛查抑郁症的最佳截止
值的研究分析 [J]. 临床消化病杂志，2019，31（5）：333-336.

［16］MEHNERT A，HERSCHBACH P，BERG P，et al. Fear of progression in
breast cancer patients-validation of the short form of the fear of progression
questionnaire（FoP-Q-SF）[J]. ZPsychosom Med Psychother，2006，52（3）：
274-288.

［17］李玉峰，马宏文，侯若楠，等 . 2 型糖尿病病耻感评估量表的汉化
及信效度研究 [J]. 中国实用护理杂志，2017，33（30）：2343-2347.
DOI：10.3760/cma.j.issn.1672-7088.2017. 30. 006.

［18］邹国珍. 共情护理在新诊断 2 型糖尿病患者胰岛素强化治疗中的运用分析 [J]. 心电图杂志（电子版），2020，9（2）：241-243.

［19］张军，王斌，黄莹，等. 基于知信行模式的护理干预对老年糖尿病合并高血压患者焦虑情绪及治疗依从性的影响 [J]. 海南医学 2020，31（5）：677-680.

［20］王欣. 家庭同步健康教育对老年糖尿病患者心理状态及生活方式的影响 [J]. 国际护理学杂志，2015，34（1）：11-13.

［21］费芳琴，彭雪花，王丽娜. 叙事护理对增殖性糖尿病视网膜病变患者负性情绪和生活质量的影响 [J]. 中国现代医生，2020，58（4）：174-177.

［22］张伟，王毓瑾. 认知行为疗法对 2 型糖尿病合并抑郁和焦虑患者的疗效 [J]. 国际精神病学杂志，2019，46（6）：1099-1101.

第十章　糖尿病专科基本操作技术

要点提示

- 糖尿病并发症筛查可以早期、快捷地发现糖尿病并发症，包括微血管和大血管并发症，以期早干预、早治疗。
- 糖尿病并发症筛查相关的检查包括基础操作：BMI 测算、腰臀比测量、立卧位血压测量；神经系统检查：10 g 单丝试验、温度觉检测、针刺检测、振动觉阈值检测、128 HZ 音叉检测、踝反射检测、神经传导功能检查；足底压力测量；周围血管病变检查：ABI/TBI。

第一节　糖尿病并发症筛查

糖尿病并发症筛查是采用可靠、快捷的方法，对糖尿病患者进行检查，以尽早发现糖尿病并发症。新发病的 1 型糖尿病患者应在发病 5 年后每年筛查 1 次。2 型糖尿病患者则应在确诊糖尿病后即行筛查，然后根据检查结果，对无糖尿病并发症者，每年筛查 1 次；对已有并发症者，则视情况进一步检查或决定复查时间。

一、糖尿病肾病筛查

糖尿病肾病是糖尿病的微血管并发症之一，是糖尿病所致的慢性肾脏病，是慢性肾病和终末期肾脏疾病的重要原因。因此，尽早发现和尽早治疗尤为重要。2 型糖尿病患者在诊断时即可伴有糖尿病肾病，每年应至少进行 1 次肾脏病变筛查。1 型糖尿病患者一般 5 年后才会发生糖尿病肾病。筛查包括尿常规、尿白蛋白 / 肌酐比值（UACR）和血肌酐（计算 eGFR）。这种筛查方式有助于发现早期肾脏损伤及鉴别其他一些常见的非糖尿病性肾病。

二、糖尿病视网膜病变（DR）筛查

DR（包括糖尿病黄斑水肿）的患者可能无明显临床症状，缺乏眼底筛查是 DR 的危险因素之一。因此，从防盲角度来说，定期做眼底检查尤为重要。2 型糖尿病患者诊断时，DR 的患病率较高，应在诊断后进行首次综合性眼检查。1 型糖尿病患者在诊断后的 5 年内应进行综合性眼检查。无 DR 者,至少每 1 ~ 2 年进行检查。有 DR 者,则应增加检查频率:轻度非增生型糖尿病视网膜病变,每年检查 1 次;中度非增生型糖尿病视网膜病变的患者,3 ~ 6 个月检查 1 次;重度非增生型糖尿病视网膜病变的患者,每 3 个月检查 1 次。

三、糖尿病心血管疾病筛查

糖尿病确诊时及以后,至少应每年评估心血管病变的风险因素,评估的内容包括心血管病史、年龄、血脂、吸烟、肾损害和脑卒中。静息时的心电图检查对 2 型糖尿病患者心血管疾病的筛查价值有限,对大血管疾病风险较高的患者应进一步检查,以评估心血管病变情况。

四、糖尿病神经病变筛查

糖尿病神经病变是糖尿病最常见的慢性并发症之一,病变可累及中枢神经及周围神经,临床以后者多见。所有 2 型糖尿病患者确诊时和 1 型糖尿病患者诊断 5 年后,应进行糖尿病神经病变筛查。随后至少每年筛查 1 次。有症状的患者容易诊断,对于无症状的患者,需要进行体格检查和神经电生理检查辅助诊断。评估远端对称性多神经病变应包括:详细病史、踝反射、温度觉、针刺痛觉(小纤维功能)、压力觉和振动觉(大纤维功能)。所有糖尿病患者应进行 10 g 尼龙丝检查以明确足溃疡和截肢的风险。

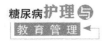

五、糖尿病性下肢血管病变筛查

糖尿病患者下肢动脉病变通常是指下肢动脉粥样硬化性病变（LEAD）。对于 50 岁以上的糖尿病患者，应该常规进行 LEAD 的筛查。伴有 LEAD 发生的危险因素（血脂异常、高血压、糖尿病病史 5 年以上等）的糖尿病患者至少每年检查 1 次。对于有足溃疡、坏疽的糖尿病患者，不论其年龄，应该进行全面的 LEAD 检查及评估。

六、糖尿病足病筛查

所有糖尿病患者应每年进行至少 1 次全面的足部检查，详细询问以前大血管及微血管病变的病史，评估目前神经病变的症状（疼痛、烧灼、麻木感）和下肢血管病变（下肢疲劳、跛行）以确定溃疡和截肢的危险因素。检查包括：皮肤视诊、评估足部畸形、神经评估（10 g 尼龙丝试验和针刺或振动觉试验或踝反射）、血管评估（下肢和足部血管搏动）。

第二节　基础检查的操作技术

一、BMI 测算

（一）意义

肥胖是 2 型糖尿病的常见伴发症，肥胖与 2 型糖尿病发病及心血管病变发生的风险增加显著相关。研究表明，与正常人群相比，肥胖人群约是非肥胖人群糖尿病患病率的 2 倍。衡量肥胖的指标有很多，主要分为以下两类：测量肥胖指标——BMI；测量腹部肥胖指标——腰围（WC）和腰臀比（WHR）。

BMI 即体重指数，是目前国际上常用的衡量人体胖瘦程度及是否健康的一个标准，是一个用于公众健康研究的统计工具。当我们需要比较及分析一个人的体重对于不同高度的人所带来的健康影响时，BMI 是一个中立而可靠的指标。

（二）测量方法

清晨空腹状态下，去鞋帽后，穿薄的衣物，目视前方，身体直立，脚跟并拢，双臂自然下垂，放于身体两侧，使外耳道上缘和外眦的连线与地面平行，使用身高体重测量仪，连续测量 3 次，取平均值，身高精确至 0.1 cm；体重精确至 0.1 kg。

（三）结果判断

1. 理想体重（kg）= 身高（cm）— 105

体重在理想体重 10% 以内均属正常范围；低于 20% 为消瘦；超过 20% 为肥胖。

2. 体重指数（BMI）= 体重（kg）÷ 身高（m）^{2}

成年人 BMI 的正常值为 18.5～23.9；BMI 低于 18.5，考虑体重过轻；BMI 为 24～27，表示体重过重；BMI 为 28～32，表示肥胖。

二、腰臀比

（一）意义

肥胖是糖尿病重要的独立危险因素，不仅与超重有关，而且与超重时的体形有显著关系。如超重合并腰围明显增大，腰臀比超过正常，则是中心性肥胖，或叫作腹型肥胖，俗称苹果形肥胖。腹型肥胖表示内脏脂肪增多，容易发生高血压、糖尿病、高脂血症等代谢疾病。如超重，腰围增大不明显而臀围增大明显，腰臀比正常，则说明脂肪主要沉积在臀部和大腿部，俗称梨形肥胖。从引起冠心病、高血压及其他心血管疾病的危险性上讲，苹果形＞梨形肥胖＞体重指数正常者。评价中心性肥胖最常用的指标是腰围。

（二）测量方法

穿薄的内衣裤，身体直立，双脚分开 20 ～ 30 cm，用统一规格的软皮尺在腰部肋下缘与髋部上缘中点处水平测量腰围。臀部最突出的周径为臀围。连续测量 3 次，取平均值，精确至 0.1 cm。

（三）结果判断

1. 腹型肥胖：男性腰围 ≥ 90 cm，女性腰围 ≥ 85 cm。
2. 腰臀比（WHR）正常值：男性 < 0.9，女性 < 0.85。

三、立卧位血压

（一）意义

糖尿病自主神经病变是糖尿病慢性并发症之一。可累及循环、消化、呼吸、泌尿生殖等系统，还可出现体温调节、泌汗异常及神经内分泌障碍，其中心血管自主神经病变可表现为直立性低血压、晕厥、冠状动脉舒缩功能异常、无痛性心肌梗死、心脏骤停或猝死。可以采用心率变异性及体位性血压变化测定、24 小时动态血压监测等辅助诊断。

（二）测量方法

安静环境下嘱患者平躺在床上休息 15 分钟，使心跳和心率恢复平静，选用测量准确、重复性比较好的袖带电子血压计或者普通台式汞柱血压计，将袖带固定于右上臂测量卧位血压。然后不要解开袖带，嘱被检者立即站起来按照卧位测量血压的方法上抬右上臂，保持袖带与左心房同一水平。3 分钟内再测量立位血压。

（三）结果判断

立卧位血压是判断体位性低血压常用的方法。一般情况下，正常人的血压水平应该在 90 ～ 130/60 ～ 80 mmHg。通常认为，在站立 3 分钟内与卧位血压比较，若立位血压比卧位血压下降程度高于 20/10 mmHg，为病理性表现。

第三节　神经系统检查技术

一、10 g 单丝（触觉）试验

（一）意义

10 g 单丝检查是糖尿病患者 DPN 临床筛查的常用方法，具有成本低廉、简单便利、容易操作的特点，可以作为糖尿病患者筛查 DPN 的可靠方法，其在 DPN 早期临床筛查中具有很好的应用价值。同时也是 ADA 建议糖尿病患者筛查 DPN 的常用工具之一，

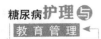
常被用来评价大神经纤维的功能，筛查糖尿病患者足部保护性感觉是否缺失。

（二）操作方法

1. 嘱患者闭眼，取卧位并露出双足。

2. 用10 g单丝准备在患者手背上进行测试（图10-1），让患者了解测试过程和意义后再在足上进行。

3. 将10 g单丝垂直于患者皮肤，均匀用力加压持续1～1.5秒，使单丝变弯曲即可，此时单丝刚好对受检部位产生10 g的压力。

4. 分别置于双足拇指、第1、第5跖骨的掌面、足跟及足背，共5点。轻轻加力使单丝弯曲，让患者回答是否感觉到单丝的刺激（图10-2）。

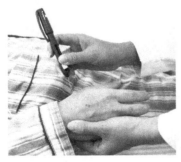

图10-1　手背10 g单丝（触觉）
　　　　测试

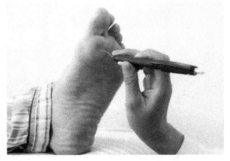

图10-2　足部10 g单丝（触觉）测试

（三）结果判断

询问患者是否感到单丝的刺激，如不能感觉则再试一次，如果两次均不能感觉即判断此点为阳性。按双足中每侧感觉丧失的部位数目计分，依次将 10 g 单丝检查≥ 1 分、≥ 2 分、≥ 3 分作为诊断 DPN 的切割点。10 g 单丝检查≥ 1 分即诊断为 DPN。

（四）注意事项

1. 测量避开胼胝、溃疡、结痂及瘢痕。

2. 各个部位检测顺序随机。

3. 不要让患者看到或听到筛查仪器，以免对患者判断造成主观干扰。

二、温度觉检测

（一）意义

可初步评估细感觉纤维的功能。

（二）操作方法

1. 嘱患者闭眼，取卧位并露出双足。

2. 用凉温觉检测仪（金属端为凉端，树脂端为温端）在患者手背上进行测试，测量顺序由温到凉，让患者了解后再在足上进行（图 10-3、图 10-4）。

3. 接触足背皮肤任意部位，停留 1 ～ 2 秒。第一次接触时先用温度觉检查仪非金属端（聚酯端）检查温感觉，第二次接触时再用金属端检查冷感觉，询问患者哪次较凉（图 10-5、图 10-6）。

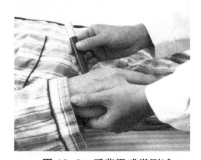 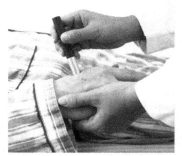

图 10-3　手背温感觉测试　　　图 10-4　手背冷感觉测试

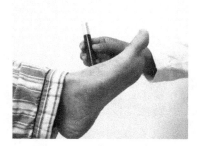 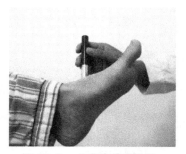

图 10-5　足背温感觉检测　　　图 10-6　足背冷感觉检测

（三）结果判断

无感觉或比较不出差异，为异常。

（四）注意事项

1.测量避开胼胝、溃疡、结痂及瘢痕处。

2.各个部位检测顺序随机。

3.不要让患者看到或听到筛查仪器，以免对患者判断造成主观干扰。

三、针刺（痛觉）检测

（一）意义

可初步评估细感觉纤维的功能。

（二）操作方法

1. 嘱患者闭眼，取卧位并露出双足。

2. 用大头针在患者手背上进行测试，让患者了解后再在足上进行（图 10-7）。

3. 用大头针轻刺足底第 1、第 3、第 5 趾腹部及跖底皮肤，同时询问患者有无疼痛。

4. 若无痛觉，再刺足外侧及足部皮肤。

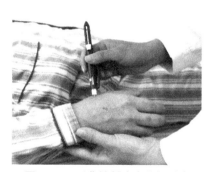

图 10-7　手背针刺（痛觉）测试

（三）结果判断

1. 正常：各个部位感觉到轻微疼痛。

2. 减弱或消失：有感觉，但感觉不到疼痛或完全无感觉。

3.过敏：轻触即感觉疼痛，难以忍受。

（四）注意事项

1.测量避开胼胝、溃疡、结痂及瘢痕处。

2.各个部位检测顺序随机。

3.不要让患者看到或听到筛查仪器，以免对患者判断造成主观干扰。

4.如发现局部痛觉减退或过敏，嘱患者比较与正常区域差异的程度。

四、振动感觉阈值检测（VPT）

（一）意义

生物振动阈值检测仪（图10-8）可以定量检测足部振动感觉阈值，可初步评估粗感觉纤维的功能，具有所需设备花费小，使用简单，检查结果相对稳定可靠，患者依从性好等特点，可作为临床DPN早期筛查的主要手段。

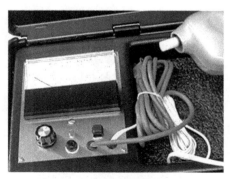

图10-8 生物振动阈值检测仪

（二）操作方法

1. 嘱患者闭眼，取卧位并露出双足。

2. 用探头在患者手背上进行测试，让患者了解后再在足部进行。

3. 在大脚趾的趾腹中心距前端趾甲 2.5 cm 处，用探头接触患者皮肤。打开生物振动测量仪，嘱患者在刚感觉到轻微振动时即告诉测量者（图 10-9）。

4. 振动觉随着调整的电流增大而增强，当患者感觉到振动时，记录指针所指的度数，由此可以定量测出患者的振动感觉。

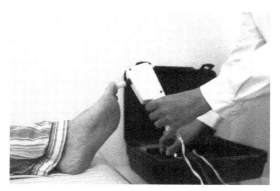

图 10-9　振动觉测量方法

（三）结果判断

1. VPT 为 0～15 V，表示正常，足溃疡发生风险小。

2. VPT 为 16～24 V，表示临界，足溃疡发生为中等程度风险。

3. VPT 为 ≥ 25 V，表示异常，有振动感觉受损，患者有发生

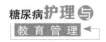

足溃疡的危险。

（四）注意事项

1. 防止探头在被检者测试部位皮肤表面水平移动。

2. 各个部位检测顺序随机。

3. 不要让患者看到或听到筛查仪器，以免对患者判断造成主观干扰。

4. 每个部位均连续测试 3 次，而后取平均值以确保结果的准确性。

五、128 Hz 音叉（振动觉）检测

（一）意义

可用以评价触觉小体（Meissner 小体）、环层小体（Pacinian 小体）及相关的大神经纤维的功能，是一种简便的振动觉检查方法，操作简单、省时，常应用于 DPN 的临床筛查，但是无法提供准确的振动阈值检查所需的强弱数值，因此，只能定位为一种粗略的定性方法，正逐渐被 VPT 检查所代替。

（二）操作方法

嘱患者闭眼，取卧位并露出双足，将 128 Hz 音叉放在患者手背上进行测试，让患者了解检查过程及意义后再在足上进行（图 10-10、图 10-11）。音叉置于受试者双侧足大趾、足背，一般有两种操作方法：

1. 将音叉放在双侧大足趾表面的骨隆突处，分别测试 2 次。记录受试者未能感觉到振动的次数。

2. 将音叉放在双侧大足趾表面的骨隆突处，分别测试 2 次。记录受试者从感觉振动到不能感觉振动的时间。

两种方法的敏感度和特异度相近。

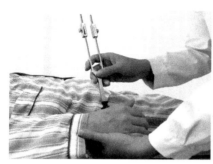 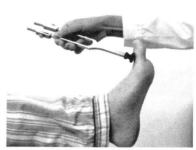

图 10-10　音叉手背测量方法　　图 10-11　音叉足背测量方法

（三）结果判断

1. 检查者持音叉的手拇指比受试者足大趾感觉到振动的时间长于 5 秒而短于 10 秒为正常，判为 0 分。

2. 检查者持音叉的手拇指比受试者足大趾感觉到振动的时间长于 10 秒（含 10 秒）为减弱，判为 1 分。

3. 受试者足大趾未感觉到音叉振动为消失，判为 2 分。

（四）注意事项

1. 各个部位检测顺序随机。

2. 不要让患者看到或听到筛查仪器，以免对患者判断造成主观干扰。

3. 每个部位均连续测试 3 次，而后取平均值以确保结果的准

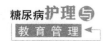

确性。

4. 128 Hz 音叉检查存在可重复性差的缺点，部分病情较重的患者，甚至感觉不到振动的开始，因而难以对其做出定量评估。

六、踝反射检测

（一）意义

深反射检查，针对胫神经的传导功能

（二）操作方法

患者足放置在平面上，足部屈 30° ～ 45°，或患者跪在椅子上，使足自然下垂，用叩诊锤叩击患者的跟腱。

（三）结果判断

1. 双侧踝反射同时出现减弱或消失时，判为阳性。
2. 仅单侧出现踝反射减弱、消失、亢进及正常时，均判为阴性。

（四）注意事项

1. 双足自然放松。
2. 不要让患者看到或听到筛查仪器，以免对患者判断造成主观干扰。

七、神经传导功能（NCS）检测

（一）意义

可以评估周围神经传递电信号的能力，其测量结果可以反映DPN 是否存在、分布和严重性，振幅可反映神经纤维减少的程度。

临床检测工具为神经肌电图检查，临床诊断有疑问时，可以做神经传导功能检测，其具有良好客观性、量化性、非侵入性和可靠性的优点，常被作为诊断 DPN 的"金标准"。

（二）操作方法

由肌电图室专业医师检测双侧正中神经、尺神经、腓总神经、腓浅神经、腓肠神经、胫神经的运动神经和/或感觉神经的传导速度及潜伏期。

对于肌电指标达到周围神经病变水平，但无明显周围神经病变表现者，需要给予足够的重视，若出现症状则风险较高，应及早进行下肢血管检查。

第四节　足底压力测量技术

一、检测意义

1. 足底压力、步态分析系统是通过对患者静态和动态的检测及 2D、3D、重心、时间、平衡、冲量等软件的分析，对因髋关节、膝关节、踝关节、脑瘫及足部疾病而反映在步态上的异常，为临床的早期发现及矫正学处理提供科学依据和生物力学研究，同时为足底压力定量评估、足疾病研究，提供合理的治疗方案。

2. 了解糖尿病患者的足底压力改变，有助于早期发现糖尿病足高危人群。

3. 对于溃疡高风险人群，通过专业的分析软件可以使用矫形保护鞋垫等干预措施，进行早期防护，跟踪随访，减少截肢率。

4.骨关节疾病的研究治疗，以及骨科手术效果的量化评估。

5.对矫正或手术前后疗效进行追踪及评估,辅助提供治疗计划。

6.康复治疗可行性量化评估。

二、检测方法

患者双足站立在采集区域，自然放松后拍照，静止采集完成，下一步进入平衡测试。让患者足部位于标定两侧，单击开始记录10秒。平衡测试完成，下一步进入动态测试。让患者从平板左侧到右侧，按照平时走路的状态来回自然走动，待患者自然放松走动后，开始记录（图10-12），记录不少于15秒。单击结束记录后，选择较平均、自然，可以反映患者自然步态的足印，进入下一步数据分析，完成数据采集。

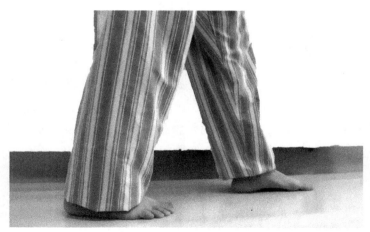

图 10-12　足底压力测量方法

三、适用范围

1. 可以为人体运动生物力学研究、足底压力测量评估、足疾病研究，提供合理化治疗方案。

2. 了解糖尿病患者的足底压力改变，结合其他临床检查，可以早期发现糖尿病足高危人群。

3. 结合专业的分析软件，有助于早期发现足底溃疡的高风险区域，及早使用矫形保护鞋垫等预防措施，预防溃疡的发生，减少截肢率。

4. 评估减压辅具在人体上的应用情形，以设计适当的辅具。

第五节　周围血管病变检查技术

《中国糖尿病防治指南（2017 年版）》提出，糖尿病患者群中年龄在 50 岁以上的患者，筛查下肢动脉粥样硬化病变应该常规进行，尤其是合并有吸烟、高血压、高脂血症、脑血管病变、糖尿病病程 5 年以上等导致下肢动脉硬化病变危险因素的糖尿病患者，每年应该至少筛查 1 次。现在临床常用于诊断下肢动脉血管疾病的手段很多，比如，踝肱指数 / 趾肱指数（ABI / TBI）、彩色多普勒超声（CDFI）、计算机断层扫描血管造影（CTA），以及数字减影血管造影（DSA）。

一、ABI / TBI

糖尿病外周血管病（PAD）是糖尿病的主要慢性并发症之一，它最常累及下肢。ABI 检测具有无创、无辐射、价廉、简便、可重复的特点，有利于早期发现 PAD，从而及早进行诊断并采取相应的临床治疗措施，避免疾病向着更加严重的方向发展及并发症的发生，减少糖尿病患者的截肢率和致残率，提高患者生活质量。有国际指南推荐，ABI 作为伴有下肢损伤、糖尿病和所有正在进行周围血管疾病评估患者的筛查项目。

二、操作方法

测量前数小时内不吸烟、饮酒、喝茶或喝咖啡，并排空膀胱。受试者休息 5 分钟，安静平卧位，臂部、踝部和足部充分暴露，保持环境温暖。采用血管多普勒诊断仪，由专门技术人员在同等条件下分别探测右侧肱动脉、足背动脉、胫后动脉和左侧足背动脉、左侧肱动脉的收缩压，统一使用 8 Mhz 超声探头和血压计（图 10-13）。

肱动脉压值为双侧前臂血压测量值中取最高值，并且符合两次血压测量差值 < 10 mmHg。踝动脉压值为双侧胫后动脉和足背动脉的收缩压测量值，踝动脉压值除以肱动脉压值则为 ABI 值。

TBI 采用足趾专用袖带缠至拇指根部，多功能外周血管检查仪 PPG 探头放置拇指的动脉位置，来探测拇指动脉的收缩压，拇指动脉压值除以肱动脉压值则为 TBI 值。

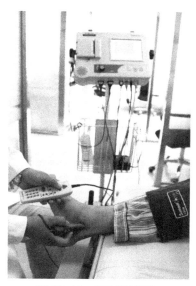

图 10-13　ABI 检测操作

三、诊断标准

（一）以 ABI/TBI 数值判断

ABI 数值：

正常：1.0 ～ 1.3；轻微血管病变：0.8 ～ 1.0；中度血管病变：0.5 ～ 0.8；严重血管病变：0.5 以下；动脉硬化：1.3 以上。

TBI 数值：0.7 以上正常。

（二）以图形判断

正常下肢血流速图：一相波为尖锐的上升支，下肢动脉回流明显，有明显三相波单元（图 10-14）。

异常下肢血流速图：失去多相波单元，二、三相波不明显，一相波波峰逐渐变钝（图 10-15）。

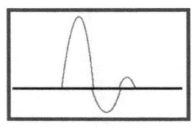

图 10-14　正常血流图

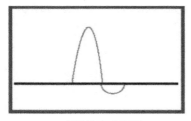

A 部分狭窄血流图

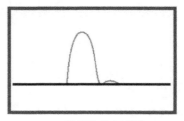

B 严重狭窄血流图

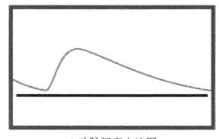

C 动脉闭塞血流图

图 10-15　异常血流图

四、注意事项

1. 所采用的仪器为超声彩色多普勒仪器，在进行测试的过程中，需让患者采取仰卧位，并且沿着动脉血管的走向来进行检测。

2. 双侧肱动脉压值测量差 > 10 mmHg 时，建议重复测量。

3. 测量时耦合剂和探头不能放置皮肤破溃部位，避开胼胝、溃疡、结痂及瘢痕。

ABI 被推荐为糖尿病患者的首选无创检查，以筛查并初步诊断下肢血管病变，对于筛查出的合并下肢血管病变的糖尿病患者，应进一步检查以获得下肢动脉的解剖学信息，以明确动脉狭窄或闭塞的存在、评估严重程度和分布。获得详细的膝下动脉和足部动脉成像，特别是对足部循环的专门评估，对糖尿病患者至关重要。而确诊糖尿病患者下肢动脉病变的技术包括以上所述的CDFI、CTA 和 DSA 等，各种检查各有优缺点，卫生保健专业人员应该了解这些技术的适应证及其对个别患者的限制，决定使用哪种成像方式取决于患者禁忌证以及当地的卫生技术条件和专业知识。

参考文献

［1］中华医学会糖尿病学分会 . 中国 2 型糖尿病防治指南（2017 年版）[J] 中华糖尿病杂志 2018，10：（1）4-67.

［2］张晓霞，黄俊轩，彭欣，等 . 肥胖指标对社区中老年人群的糖尿病风险预测的效果分析 [J]. 中国全科医学杂志，2019.22（40）：1-2.

［3］温潇潇，麦劲壮，高向民，等 . 成人中心性肥胖的腰围切点分析 .[J] 中国心血管病杂志 .2015，43（9）：822-826.

［4］李艳君，冯彦景，查月芳.10 g 单丝在糖尿病周围神经病变筛查中的价值.[J]河北医科大学学报，2015，36（8）：885.

［5］阮亚芬，汤玮，刘志民，等.糖尿病周围神经病变早期筛查方法的评价[J].上海医学 2008，31（1）：45.

［6］鹿斌，王妹，龚伟，等.振动感觉阈值检查筛查糖尿病外周神经病变的价值评估[J]复旦学报（医学版），2010，37（2）：127-30，161.

［7］赵喜梅，王军林，张秀利.糖尿病周围神经病变的早期诊断及治疗[J]医疗装备 2016，9（9）：18.

［8］MEIJER J W，SMIT A J，LEFRANDT J D，et al. Back to basics indiagnosing diabeticpolyneuropathy with the tuning fork! DiabetesCare，2005，28：2201-2205.

［9］OLALEYE D，PERKINS BA，Bril V .Evaluation of three screening tests and a risk assessment model for Diagnosing peripheral neuropathy in the diabetes clinic [J] Diab Res Clin Pract，2001，54（2）：25-115.

［10］白亚娟，方桂珍，胡祝红.两种评分系统在糖尿病周围神经病变筛查中的应用价值[J].浙江实用医学 2014，19（5）：369.

［11］SCHAPER NC，ANDROS G，APELQVIST J，et al. Diagnosis and treatment of peripheral artery disease in diabetic patients with a foot ulcer. A progress report of the International Working Group on the Diabetic Foot. Schaper N，Houtum W，Boulton A，eds. Diabetes Metab Res Rev. 2012，28 Suppl 1（S1）：218-224.

［12］American Diabetes Association.Peripheral arterial disease in people with diabetes[J]. Diabetes Care，2003，26（12）：3333-3341.

［13］HINCHLIFFE R J，FORSYTHE R O，APELQVIST J，et al.Guidelines on diagnosis，prognosis，and management of peripheral artery disease in patients with foot ulcers and diabetes（IWGDF 2019 update）[J].Diabetes Metab Res Rev. 2020，e3276：1-12.

附　录

附录A　糖尿病态度、期望和需求研究2（DAWN2）系列量表

附录 A-1　幸福感指数量表（WHO-5）

幸福感指数量表（World Health Organization-5 Well-Being Index，WHO-5）的作用是衡量和评价个体的情绪和/或幸福感。

WHO-5 分数计算和评估：总分 25 分，将实际得分乘以 4 后计算总分（0 ～ 100 分）

分数意义：

可能抑郁（Likely depression）＜ 28 分。

幸福感减弱（Reduced well-being）29 ～ 50 分。

感到幸福（Good well-being）＞ 50 分。

应用建议：计算所有填表患者的分数，求取平均分，了解患者的幸福感，也可用于比较教育前后对整体幸福感的评价有无差异。建议在每年随访中与糖尿病专科抑郁检查联合应用。例如，与 PAID-5（糖尿病相关问题量表 5），共同作为专门衡量糖尿病患者情绪的指标。此外，在需要了解患者更多的情绪信息时也可单独应用 WHO-5。

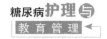

WHO-5 反映过去两周内患者的情绪和 / 或幸福感，评分内容有 5 项，每一项的选择项都为 0 ～ 5 分。

请选出过去两周里在下面五个句子中您最接近的状态，例如问题 1，如果您在过去两周里有一半以上时间感到快乐、心情舒畅，请选择"超过一半时间"并在对应的方框内打"√"。

	所有时间	大部分时间	超过一半时间	少于一半时间	有时候	从未有过
1. 我感觉快乐、心情舒畅	□ 5	□ 4	□ 3	□ 2	□ 1	□ 0
2. 我感觉宁静和放松	□ 5	□ 4	□ 3	□ 2	□ 1	□ 0
3. 我感觉充满活力、精力充沛	□ 5	□ 4	□ 3	□ 2	□ 1	□ 0
4. 我睡醒时感觉清新、得到了足够的休息	□ 5	□ 4	□ 3	□ 2	□ 1	□ 0
5. 我每天的生活充满了有趣的事情	□ 5	□ 4	□ 3	□ 2	□ 1	□ 0

附录 A-2 糖尿病相关问题量表 5（PAID-5）

糖尿病相关问题量表 5（Problem Areas in Diabetes Scale 5，PAID-5），目的是衡量和评价个体的心理状态和情绪障碍。

PAID-5 分数计算和评估：每题 5 个选项，分值为 0 ～ 4 分。0 分表示这不算问题；4 分表示这是个严重的问题。将所有题目所得的分数相加再乘以 5。

分数意义：

范围：0 ～ 100 分。

低情绪障碍（Low distress）：0 ～ 39 分。

严重情绪障碍（High distress）：40 ～ 100 分。

应用建议：PAID-5 可以作为常规评估工具（如每年评估 1 次）以了解患者心理、情绪状态。可以在患者问诊之前（候诊室）或就诊时完成 PAID-5 问卷。答题完毕后，教育者可以和患者一起就其中得分较高项进一步深入沟通，进而寻找方法，帮助患者克服该方面问题。经过教育和治疗后分数可能下降 10 ～ 15 分，分数极低（≤ 10）而血糖控制极差则结果不可信。必要时需转诊心理专科治疗。

对您而言以下与糖尿病相关的感受给您带来多大的影响？选择最符合您情况的选项。请为每个问题提供一个答案	不算问题	小问题	中等问题	有些严重的问题	严重的问题
1. 当您想到自己患有糖尿病时感到恐惧	☐ 0	☐ 1	☐ 2	☐ 3	☐ 4
2. 当您想到自己患有糖尿病时感到抑郁	☐ 0	☐ 1	☐ 2	☐ 3	☐ 4
3. 对未来可能出现的严重并发症感到担心	☐ 0	☐ 1	☐ 2	☐ 3	☐ 4
4. 感觉糖尿病每天消耗了您太多的精力和体能	☐ 0	☐ 1	☐ 2	☐ 3	☐ 4
5. 应对糖尿病并发症	☐ 0	☐ 1	☐ 2	☐ 3	☐ 4

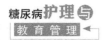

附录A-3　欧洲生命质量—五维视觉类比量表(EQ5D-VAS)

欧洲生命质量—五维视觉类比量表（EuroQol-5D visual analogue scale，EQ5D-VAS）目的是检测单个受试者的生命质量。

EQ5D-VAS 分数计算：根据患者给出的标记直接记分。

应用建议：主要基于单个受访者自评，调查数据可以直接用于描述生命质量。可以通过对同一受访者间隔一段时间后再次检验，以反映出生存质量的微小变化。但是文化水平较低的患者可能不能充分理解 EQ5D-VAS 的含义，造成测量结果不可靠。

为了帮助您反映健康状况的好坏，我们画了一个长约20厘米，垂直的视觉刻度尺(有点像温度计)，在这刻度尺上,顶端为100分，代表"心目中最好的健康状况"，底端为 0 分，代表"心目中最差的健康状况"。请在刻度尺上标出您今天的健康状况。

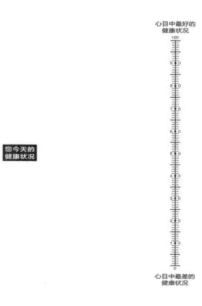

请从方格中画出一条线，连到刻度尺上最能代表您今天健康状况好坏的那一点。

附录 A-4　糖尿病自我管理行为量表 6（SDSCA-6）

糖尿病自我管理行为量表 6（Summary of Diabetes Self-Care Activities-6, SDSCA-6）用于 2 型糖尿病患者自我管理行为的评价。

分数计算和评估：得分表示在过去的 7 天中患者坚持该行为的天数，范围是 0 ～ 7 天，分别对应 0 ～ 7 分。

分数意义：得分越高则自我管理越好。

应用建议：该表可用于评价患者饮食、运动、血糖监测、足部护理、用药等行为。

建议在患者初诊时应用，以评价未接受教育时的行为状态，并在糖尿病教育后定期评价，关注患者自我管理行为改变，前后比较可看到教育对行为改变是否有影响。

SDSCA-6 反映过去 7 天内的糖尿病自我护理活动。评分内容有 7 项，除吸烟问题外，其他 6 项分数表示在过去 7 天中您坚持该行为的天数（0 ～ 7 天）。

在过去的 7 天里对您的以下行为打分（请在相应方框内打"√"。例如，对于第 2 项"您是否参加至少 30 分钟的体育活动"，如果您在过去 7 天里有 3 天做到了，请在对应 3 的方框内打"√"）。

评分内容	0天	1天	2天	3天	4天	5天	6天	7天
1. 您是否遵循某个健康饮食计划（例如，适量饮食，少吃高脂或高糖的食品）？	□ 0	□ 1	□ 2	□ 3	□ 4	□ 5	□ 6	□ 7
2. 您是否参加至少30分钟的体育活动？	□ 0	□ 1	□ 2	□ 3	□ 4	□ 5	□ 6	□ 7
3. 您是否检查您的血糖水平？	□ 0	□ 1	□ 2	□ 3	□ 4	□ 5	□ 6	□ 7
4. 您是否按照医护人员的建议次数来检查您的血糖水平？	□ 0	□ 1	□ 2	□ 3	□ 4	□ 5	□ 6	□ 7
5. 您是否检查您的足部状况？	□ 0	□ 1	□ 2	□ 3	□ 4	□ 5	□ 6	□ 7

如果您正在使用降糖药物治疗糖尿病，请回答下一题:（如果您未使用任何药物，可省去不回答）

6. 您是否严格按照医护人员的建议服用/注射所有糖尿病药物？	□ 0	□ 1	□ 2	□ 3	□ 4	□ 5	□ 6	□ 7
7. 在过去7天内，您是否吸过烟？	1 是□				2 否□			

附录A–5　糖尿病授权评分表DAWN简化版(DES–DSF)

糖尿病授权评分表DAWN简化版（Diabetes Empowerment Scale–DAWN Short Form，DES–DSF）目的是衡量患者授权能力。

分数计算和评估: 一是计算总分，每题5个选项，分值为1～5，

1 分表示"从未"，5 分表示"总是"，所得分数求和再乘以 4，范围在 20 ～ 100 分，分数越低说明授权能力越差；二是统计比例，统计每题选择"从未"、"很少"或"有时"，即计算 1 分、2 分或 3 分的比例。通过统计选择上述 3 个选项的患者所占比例，来评估患者授权能力如何，比例越高说明授权能力越差。

应用建议：DES-DSF 评分能够反映患者自我管理的积极性。如果评分低，则有可能不利于其自我管理行为改变。对于得分低的患者，需采取相应的措施，去激发患者内心进行自我管理的动机，提高患者的自我决策能力，增强患者寻求外部支持的意识，从而提高患者自我管理的积极性。在实际应用过程中 DES-DSF 可以与 SDSCA-6 共同配合使用，以观察患者的糖尿病自我管理。

现在，我们想询问一些您日常生活中有关糖尿病的问题，您进行以下活动的频率如何？

	从未	很少	有时	经常	总是
1. 告诉别人如何帮助您更好地治疗糖尿病	☐ 1	☐ 2	☐ 3	☐ 4	☐ 5
2. 尝试不同的方式以更有效地治疗您的糖尿病	☐ 1	☐ 2	☐ 3	☐ 4	☐ 5
3. 在需要时请求支持以帮助治疗您的糖尿病	☐ 1	☐ 2	☐ 3	☐ 4	☐ 5
4. 自行寻找治疗糖尿病所需的信息	☐ 1	☐ 2	☐ 3	☐ 4	☐ 5
5. 参加社区活动改善对糖尿病患者的护理	☐ 1	☐ 2	☐ 3	☐ 4	☐ 5

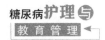

附录 A-6　患者慢性病评估表 DAWN 简化版（PACIC-DSF）

患者慢性病评估表 DAWN 简化版（Patient Assessment of Chronic Illness Care-DAWN Short Form，PACIC-DSF）可以了解患者从医护人员处得到了哪些帮助。

分数计算和评估：每题 5 个选项，分值为 1～5 分。1 分表示"从来没有"，5 分表示"总是"。所得分数求和，最高分为 60 分。评分越高代表患者从医护人员那得到的支持越多。统计每题选择"总是"或"大部分时间"，即计算患者选择 4 分或 5 分的比例。通过统计某一个问题评分为 4 分或 5 分的所占比例，来评估患者对此项医疗护理措施的满意度，比例越高满意度越高。

对合并慢性病的患者而言，保持身体健康十分不易，本问卷将对您从医护人员处得到了哪些帮助进行调查。所谓医护人员包括：医生、护士及其他帮助您治疗的人员。在过去的 12 个月中，当我接受糖尿病治疗 / 护理时，医护人员：

	从来没有	偶尔	有时候	大部分时间	总是
1. 询问我糖尿病对我的生活有何影响	□ 1	□ 2	□ 3	□ 4	□ 5
2. 询问我糖尿病药品或疗效的问题	□ 1	□ 2	□ 3	□ 4	□ 5
3. 在为我制定糖尿病治疗 / 护理计划时征询我的看法	□ 1	□ 2	□ 3	□ 4	□ 5
4. 鼓励我提出问题	□ 1	□ 2	□ 3	□ 4	□ 5

5. 倾听我的看法以了解我想怎么做	□ 1	□ 2	□ 3	□ 4	□ 5
6. 帮助我设定具体目标以改善糖尿病治疗	□ 1	□ 2	□ 3	□ 4	□ 5
7. 帮助我制定计划以达成特定糖尿病治疗 / 护理目标	□ 1	□ 2	□ 3	□ 4	□ 5
8. 向我传递他们对我症状改善的信心	□ 1	□ 2	□ 3	□ 4	□ 5
9. 帮助我制定从朋友、家人或社区获得支持的计划	□ 1	□ 2	□ 3	□ 4	□ 5
10. 鼓励我加入特定群体以帮助 / 治疗糖尿病	□ 1	□ 2	□ 3	□ 4	□ 5
11. 在访诊后联系我，询问治疗进展情况如何	□ 1	□ 2	□ 3	□ 4	□ 5
12. 有条理地安排治疗 / 护理，令我感到满意	□ 1	□ 2	□ 3	□ 4	□ 5

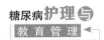

附录 B　中国糖尿病风险评分量表

序号	变量	评分指标	分值
1	年龄 / 岁	20 ～ 24	0
		25 ～ 34	4
		35 ～ 39	8
		40 ～ 44	11
		45 ～ 49	12
		50 ～ 54	13
		55 ～ 59	15
		60 ～ 64	16
		65 ～ 74	18
2	收缩压 /mmHg	＜ 110	0
		110 ～ 119	1
		120 ～ 129	3
		130 ～ 139	6
		140 ～ 149	7
		150 ～ 159	8
		≥ 160	10
3	性别	女性	0
		男性	2

序号	变量	评分指标	分值
4	BMI	< 22.0	0
		22.0 ～ 23.9	1
		24.0 ～ 29.9	3
		≥ 30.0	5
5	腰围 /cm	男性< 75；女性< 70	0
		男性 75.0 ～ 79.9 女性 70.0 ～ 74.9	3
		男性 80.0 ～ 84.9 女性 75.0 ～ 79.9	5
		男性 85.0 ～ 89.9 女性 80.0 ～ 84.9	7
		男性 90.0 ～ 94.9 女性 85.0 ～ 89.9	8
		男性≥ 95；女性≥ 90	10
6	糖尿病家族史（父母，同胞，子女）	无	0
		有	6

注：

1.1 mmHg=0.133 Kpa。

2.分数计算和评估：该评分表包含六大项内容，计分范围为 0~51 分。每一大项选择一个和自己相关的评分，把所获得的评分加在一起计算总分，总分≥ 25 分者，应进行 OGTT 检查。

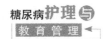

附录 C　中文版糖尿病管理自我效能量表（C-DMSES）

第一部分：以下为你在糖尿病自我管理中可能要做的事项。请仔细阅读每一个项目，然后选出最能代表你自己执行这件事的信心程度。例如，如果你认为自己在"有需要时我有能力自行检测血糖"非常有自信的话，请圈选 10；如果你觉得大部分时间你无法做到的话（很少自信的话），请圈选 1 或 2；完全无法做到（完全没自信的话）请圈选 0。

我有自信：	请在每一行中圈选出一个数字										
	完全无法做到			也许可以也许不可以				完全可以做到		
1. 有需要时，我有能力自行检测血糖	0	1	2	3	4	5	6	7	8	9	10
2. 当我的血糖太高时，我有能力自己调整血糖值（例如，食用不同种类的食物）	0	1	2	3	4	5	6	7	8	9	10
3. 当我的血糖太低时，我有能力自己调整血糖值（例如，食用不同种类的食物）	0	1	2	3	4	5	6	7	8	9	10
4. 我有能力选择最有利于健康的食物	0	1	2	3	4	5	6	7	8	9	10
5. 我有能力选择不同种类的食物来维持健康的饮食计划	0	1	2	3	4	5	6	7	8	9	10

我有自信：	完全无法做到			也许可以也许不可以				完全可以做到		
6. 我有能力将体重控制在理想范围内	0	1	2	3	4	5	6	7	8	9	10
7. 我有能力自行检查我的脚（例如，伤口或起水泡）	0	1	2	3	4	5	6	7	8	9	10
8. 我有能力做足够的身体活动（例如，遛狗、做瑜伽、园艺、伸展运动等）	0	1	2	3	4	5	6	7	8	9	10
9. 当我生病时，我仍然能维持我的饮食计划	0	1	2	3	4	5	6	7	8	9	10
10. 大部分的时间内，我都能确实遵从我的健康饮食计划	0	1	2	3	4	5	6	7	8	9	10
11. 当医师建议我多做一些身体活动，我有能力做到	0	1	2	3	4	5	6	7	8	9	10
12. 当我的活动量增加时，有能力自行调整饮食计划	0	1	2	3	4	5	6	7	8	9	10
13. 当我外出时，仍然能遵行健康的饮食计划	0	1	2	3	4	5	6	7	8	9	10
14. 当我外出时，有能力选择不同的食物种类，并维持饮食计划	0	1	2	3	4	5	6	7	8	9	10
15. 在特殊节日时，我仍然能遵守健康饮食计划	0	1	2	3	4	5	6	7	8	9	10

请在每一行中圈选出一个数字

我有自信：	请在每一行中圈选出一个数字										
	完全无法做到			也许可以也许不可以					完全可以做到		
16. 当我在外用餐或参加聚会时，有能力选择不同种类的食物并维持健康饮食计划	0	1	2	3	4	5	6	7	8	9	10
17. 当我面对压力或焦虑时，仍然能维持饮食计划	0	1	2	3	4	5	6	7	8	9	10
18. 我能每年至少去看医生4次，以监测糖尿病状况	0	1	2	3	4	5	6	7	8	9	10
19. 我能够依照医师处方按时服药	0	1	2	3	4	5	6	7	8	9	10
20. 当我生病时，仍然能维持糖尿病药物治疗	0	1	2	3	4	5	6	7	8	9	10

分数计算和评估：DMSES共20个条目，分值为0～10分。11个等级评分，分值为0～200分。分数越高代表自我效能越高。

附录D 糖尿病痛苦量表（DDS）

指导语：下面是用于评估您主观症状的问卷。请根据您的实际感觉在适当的答案上画"√"，请不要漏评任何一个项目，也不要在相同的一个项目上重复地评定。回答这些问题没有对错之分，选出最符合您的一项。

1. 感觉我的医生在糖尿病及护理方面的知识匮乏：

（1）没有影响

（2）轻微的影响

（3）中等的影响

（4）略微严重的影响

（5）严重的影响

（6）非常严重的影响

2. 感觉糖尿病每天消耗大量的精力和体验：

（1）没有影响

（2）轻微的影响

（3）中等的影响

（4）略微严重的影响

（5）严重的影响

（6）非常严重的影响

3. 在处理糖尿病的日常能力方面，感觉不自信：

（1）没有影响

（2）轻微的影响

（3）中等的影响

（4）略微严重的影响

（5）严重的影响

（6）非常严重的影响

4. 每当想起伴随糖尿病的生活就感觉生气、害怕和压抑：

（1）没有影响

（2）轻微的影响

（3）中等的影响

（4）略微严重的影响

（5）严重的影响

（6）非常严重的影响

5.感觉医生没有向我清晰地介绍糖尿病管理知识：

（1）没有影响

（2）轻微的影响

（3）中等的影响

（4）略微严重的影响

（5）严重的影响

（6）非常严重的影响

6.感觉我不能做到经常测试血糖：

（1）没有影响

（2）轻微的影响

（3）中等的影响

（4）略微严重的影响

（5）严重的影响

（6）非常严重的影响

7.感觉不管我怎样做，生命终将因长期的并发症而结束：

（1）没有影响

（2）轻微的影响

（3）中等的影响

（4）略微严重的影响

（5）严重的影响

（6）非常严重的影响

8.因糖尿病的一些琐事而常常感到诸事不顺：

（1）没有影响

（2）轻微的影响

（3）中等的影响

（4）略微严重的影响

（5）严重的影响

（6）非常严重的影响

9.感觉朋友和家人对我不够支持（如计划活动与我的安排相冲突，鼓励我吃"错误的"食物）：

（1）没有影响

（2）轻微的影响

（3）中等的影响

（4）略微严重的影响

（5）严重的影响

（6）非常严重的影响

10.感觉糖尿病控制我的生活：

（1）没有影响

（2）轻微的影响

（3）中等的影响

（4）略微严重的影响

（5）严重的影响

（6）非常严重的影响

11.感觉医生没有认真考虑过我的担忧：

（1）没有影响

（2）轻微的影响

（3）中等的影响

（4）略微严重的影响

（5）严重的影响

（6）非常严重的影响

12. 感觉我没有严格坚持一个好的饮食计划：

（1）没有影响

（2）轻微的影响

（3）中等的影响

（4）略微严重的影响

（5）严重的影响

（6）非常严重的影响

13. 感觉朋友和家人不能理解糖尿病人的生活是多么地艰难：

（1）没有影响

（2）轻微的影响

（3）中等的影响

（4）略微严重的影响

（5）严重的影响

（6）非常严重的影响

14. 因糖尿病生活中的一些要求而感到不知所措：

（1）没有影响

（2）轻微的影响

（3）中等的影响

（4）略微严重的影响

（5）严重的影响

（6）非常严重的影响

15. 感觉没有一个可以非常规律关注我的糖尿病医生：

（1）没有影响

（2）轻微的影响

（3）中等的影响

（4）略微严重的影响

（5）严重的影响

（6）非常严重的影响

16. 感觉在保持糖尿病自我管理方面不够积极：

（1）没有影响

（2）轻微的影响

（3）中等的影响

（4）略微严重的影响

（5）严重的影响

（6）非常严重的影响

17. 感觉朋友和家人不能给予我想要的情感支持：

（1）没有影响

（2）轻微的影响

（3）中等的影响

（4）略微严重的影响

（5）严重的影响

（6）非常严重的影响

如何称呼您？＿＿＿＿＿＿＿＿

您的手机号码是？＿＿＿＿＿＿＿

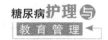

附录 E　焦虑自评量表（SAS）

指导语：下面是用于评估您主观症状的问卷。请根据您一周来的实际感觉在答案上画"√"，请不要漏评任何一个项目，也不要在相同的一个项目上重复地评定。回答这些问题没有对错之分，选出最符合您的一项。

1. 我觉得比平常容易紧张和着急：

（1）没有或很少时间

（2）少部分时间

（3）相当多时间

（4）绝大部分或全部时间

2. 我无缘无故地感到害怕：

（1）没有或很少时间

（2）少部分时间

（3）相当多时间

（4）绝大部分或全部时间

3. 我容易心里烦乱或觉得惊恐：

（1）没有或很少时间

（2）少部分时间

（3）相当多时间

（4）绝大部分或全部时间

4. 我觉得可能将要发疯：

（1）没有或很少时间

（2）少部分时间

（3）相当多时间

（4）绝大部分或全部时间

5. 我觉得一切都很好，也不会发生什么不幸：

（1）没有或很少时间

（2）少部分时间

（3）相当多时间

（4）绝大部分或全部时间

6. 我手脚发抖打战：

（1）没有或很少时间

（2）少部分时间

（3）相当多时间

（4）绝大部分或全部时间

7. 我因为头痛、颈痛和背痛而苦恼：

（1）没有或很少时间

（2）少部分时间

（3）相当多时间

（4）绝大部分或全部时间

8. 我感觉容易衰弱和疲乏：

（1）没有或很少时间

（2）少部分时间

（3）相当多时间

（4）绝大部分或全部时间

9. 我觉得心平气和，并且容易安静地坐着：

（1）没有或很少时间

（2）少部分时间

（3）相当多时间

（4）绝大部分或全部时间

10. 我觉得心跳很快：

（1）没有或很少时间

（2）少部分时间

（3）相当多时间

（4）绝大部分或全部时间

11. 我因为一阵阵头晕而感到苦恼：

（1）没有或很少时间

（2）少部分时间

（3）相当多时间

（4）绝大部分或全部时间

12. 我有晕倒发作或觉得要晕倒似的：

（1）没有或很少时间

（2）少部分时间

（3）相当多时间

（4）绝大部分或全部时间

13. 我呼气、吸气时都感到很容易：

（1）没有或很少时间

（2）少部分时间

（3）相当多时间

（4）绝大部分或全部时间

14. 我手脚麻木和刺痛：

（1）没有或很少时间

（2）少部分时间

（3）相当多时间

（4）绝大部分或全部时间

15. 我因为胃痛和消化不良而苦恼：

（1）没有或很少时间

（2）少部分时间

（3）相当多时间

（4）绝大部分或全部时间

16. 我常常要小便：

（1）没有或很少时间

（2）少部分时间

（3）相当多时间

（4）绝大部分或全部时间

17. 我的手常常都是干燥、温暖的：

（1）没有或很少时间

（2）少部分时间

（3）相当多时间

（4）绝大部分或全部时间

18. 我脸红发热：

（1）没有或很少时间

（2）少部分时间

（3）相当多时间

（4）绝大部分或全部时间

19. 我容易入睡并且一夜睡得很好：

（1）没有或很少时间

（2）少部分时间

（3）相当多时间

（4）绝大部分或全部时间

20. 我做噩梦：

（1）没有或很少时间

（2）少部分时间

（3）相当多时间

（4）绝大部分或全部时间

附录 F 广泛性焦虑量表（GAD-7）

指导语：下面是用于评估您主观症状的问卷。请根据您过去两周的状况在适当的答案上画"√"，请不要漏评任何一个项目，也不要在相同的一个项目上重复地评定。回答这些问题没有对错之分，选出最符合您的一项。

1. 感觉紧张、焦虑或急切：

（1）没有

（2）数天

（3）超过一周

（4）几乎每天

2. 不能停止或控制担忧：

（1）没有

（2）数天

（3）超过一周

（4）几乎每天

3. 对各种各样的事情担忧过多：

（1）没有

（2）数天

（3）超过一周

（4）几乎每天

4. 很难放松下来：

（1）没有

（2）数天

（3）超过一周

（4）几乎每天

5. 由于不安，而无法静坐：

（1）没有

（2）数天

（3）超过一周

（4）几乎每天

6. 变得容易烦恼或急躁：

（1）没有

（2）数天

（3）超过一周

（4）几乎每天

7. 感到似乎将有可怕的事情发生，因此而觉得害怕：

（1）没有

（2）数天

（3）超过一周

（4）几乎每天

您的性别：＿＿＿＿＿＿＿

您的年龄：＿＿＿＿＿＿＿

附录 G　抑郁自评量表（SDS）

指导语：下面是用于评估您主观症状的问卷。请根据您过去两周的状况在适当的答案上画"√"，请不要漏评任何一个项目，也不要在相同的一个项目上重复地评定。回答这些问题没有对错之分，选出最符合您的一项。

没有或很少时间表示：过去一周内，出现这类情况的日子不超过 1 天。

小部分时间表示：过去一周内，有 1 ～ 2 天有过这类情况。

相当多时间表示：过去一周内，3 ～ 4 天有过这类情况。

绝大部分或全部时间表示：过去一周内，有 5 ～ 7 天有过这类情况。

1. 我觉得闷闷不乐，情绪低沉：

（1）没有或很少时间

（2）小部分时间

（3）相当多时间

（4）绝大部分或全部时间

2. 我觉得不安而平静不下来：

（1）没有或很少时间

（2）小部分时间

（3）相当多时间

（4）绝大部分或全部时间

3. 我一阵阵地哭出来或是想哭：

（1）没有或很少时间

（2）小部分时间

（3）相当多时间

（4）绝大部分或全部时间

4. 我晚上睡眠不好：

（1）没有或很少时间

（2）小部分时间

（3）相当多时间

（4）绝大部分或全部时间

5. 我比平常容易激动：

（1）没有或很少时间

（2）小部分时间

（3）相当多时间

（4）绝大部分或全部时间

6. 我认为，如果自己死了别人会生活得更好些：

（1）没有或很少时间

（2）小部分时间

（3）相当多时间

（4）绝大部分或全部时间

7. 我发觉体重在下降：

（1）没有或很少时间

（2）小部分时间

（3）相当多时间

（4）绝大部分或全部时间

8. 我有便秘的苦恼：

（1）没有或很少时间

（2）小部分时间

（3）相当多时间

（4）绝大部分或全部时间

9. 我心跳比平时快：

（1）没有或很少时间

（2）小部分时间

（3）相当多时间

（4）绝大部分或全部时间

10. 我无缘无故地感到疲乏：

（1）没有或很少时间

（2）小部分时间

（3）相当多时间

（4）绝大部分或全部时间

11. 我的头脑和平时一样清楚：

（1）没有或很少时间

（2）小部分时间

（3）相当多时间

（4）绝大部分或全部时间

12. 我觉得经常做的事情并没有困难：

（1）没有或很少时间

（2）小部分时间

（3）相当多时间

（4）绝大部分或全部时间

13. 我觉得一天之中早晨最好：

（1）没有或很少时间

（2）小部分时间

（3）相当多时间

（4）绝大部分或全部时间

14. 我对将来抱有希望：

（1）没有或很少时间

（2）小部分时间

（3）相当多时间

（4）绝大部分或全部时间

15. 我吃得和平时一样多：

（1）没有或很少时间

（2）小部分时间

（3）相当多时间

（4）绝大部分或全部时间

16. 我觉得做出决定是容易的：

（1）没有或很少时间

（2）小部分时间

（3）相当多时间

（4）绝大部分或全部时间

17. 我觉得自己是个有用的人，有人需要我：

（1）没有或很少时间

（2）小部分时间

（3）相当多时间

（4）绝大部分或全部时间

18. 我的生活过得很有意思：

（1）没有或很少时间

（2）小部分时间

（3）相当多时间

（4）绝大部分或全部时间

19. 我与异性接触时和以往一样感到愉快：

（1）没有或很少时间

（2）小部分时间

（3）相当多时间

（4）绝大部分或全部时间

20. 平常感兴趣的事我仍然感兴趣：

（1）没有或很少时间

（2）小部分时间

（3）相当多时间

（4）绝大部分或全部时间

附录 H　患者健康问卷抑郁量表（PHQ-9）

指导语：下面是用于评估您主观症状的问卷。请根据您过去两周的状况在适当的答案上画"√"，请不要漏评任何一个项目，也不要在相同的一个项目上重复地评定。回答这些问题没有对错之分，选出最符合您的一项。

在过去的两周内，以下情况烦扰您有多频繁?

1. 做事时提不起劲或没有兴趣：
（1）完全不会
（2）好几天
（3）一半以上的天数
（4）几乎每天

2. 感到心情低落、沮丧或绝望：
（1）完全不会
（2）好几天
（3）一半以上的天数
（4）几乎每天

3. 入睡困难，睡不安稳或睡眠过多：
（1）完全不会
（2）好几天
（3）一半以上的天数
（4）几乎每天

4. 感觉疲倦或没有活力：

（1）完全不会

（2）好几天

（3）一半以上的天数

（4）几乎每天

5. 食欲不振或吃得太多：

（1）完全不会

（2）好几天

（3）一半以上的天数

（4）几乎每天

6. 觉得自己很糟或觉得自己很失败，或让自己或家人失望：

（1）完全不会

（2）好几天

（3）一半以上的天数

（4）几乎每天

7. 对事物专注有困难，例如，阅读报纸或看电视时不能集中注意力：

（1）完全不会

（2）好几天

（3）一半以上的天数

（4）几乎每天

8. 动作或说话速度缓慢到已经被别人察觉。或正好相反，烦躁或坐立不安、动来动去的情况更胜于平常：

（1）完全不会

（2）好几天

（3）一半以上的天数

（4）几乎每天

9. 有不如死掉或用某种方式伤害自己的念头：

（1）完全不会

（2）好几天

（3）一半以上的天数

（4）几乎每天

附录Ⅰ　恐惧疾病进展量表（Fop-Q-SF）

指导语：下面是用于评估您主观症状的问卷。请根据您的状况在适当的答案上画"√"，请不要漏评任何一个项目，也不要在相同的一个项目上重复地评定。回答这些问题没有对错之分，选出最符合您的一项。

1. 想到疾病可能会进展，我变得焦虑：

（1）非常同意

（2）同意

（3）一般同意

（4）不同意

（5）非常不同意

2. 在预约或定期检查前，我感到紧张：

（1）非常同意

（2）同意

（3）一般同意

（4）不同意

（5）非常不同意

3. 我害怕此病引起的疼痛：

（1）非常同意

（2）同意

（3）一般同意

（4）不同意

（5）非常不同意

4. 因疾病降低学习效率的想法使我烦恼：

（1）非常同意

（2）同意

（3）一般同意

（4）不同意

（5）非常不同意

5. 当我焦虑时，会有一些身体不适，如心跳加快、胃痛、紧张：

（1）非常同意

（2）同意

（3）一般同意

（4）不同意

（5）非常不同意

6. 我担心自己的病可能会传给孩子：

（1）非常同意

（2）同意

（3）一般同意

（4）不同意

（5）非常不同意

7. 我的日常生活不得不依靠他人（子女、父母，或爷爷、奶奶，或外公、外婆等），这使我焦虑：

（1）非常同意

（2）同意

（3）一般同意

（4）不同意

（5）非常不同意

8. 我担心某些时候因病不能继续自己的爱好：

（1）非常同意

（2）同意

（3）一般同意

（4）不同意

（5）非常不同意

9. 我担心疾病过程中会有一些重大治疗（如手术、腰椎穿刺、鞘内注射等）：

（1）非常同意

（2）同意

（3）一般同意

（4）不同意

（5）非常不同意

10. 我担心药物会损害身体：

（1）非常同意

（2）同意

（3）一般同意

（4）不同意

（5）非常不同意

11. 我担心如果自己发生什么事情，家庭会怎么样：

（1）非常同意

（2）同意

（3）一般同意

（4）不同意

（5）非常不同意

12. 因生病无法学习的想法让我烦恼：

（1）非常同意

（2）同意

（3）一般同意

（4）不同意

（5）非常不同意

附录 J　2 型糖尿病患者病耻感评估量表（DSAS-2）

指导语：您好！为了调查我院 2 型糖尿病病耻感现状请您热心提供您的看法和意见，希望能够得到您的支持。本问卷为单选题（选项前面画"√"）。本调查是不记名方式，能倾听您的想法，我们感到非常荣幸。谢谢！请根据自己的实际情况填写。

一、您的性别

（1）男

（2）女

二、年龄

（1）18～44岁

（2）45～59岁

（3）60～74岁

三、糖尿病病程

（1）1年以下

（2）1～5年

（3）5～10年

（4）10年及以上

四、文化程度

（1）小学及以下

（2）初中

（3）高中（包括中专技校）

（4）大专

（5）研究生及以上

五、糖尿病治疗的类型

（1）控制饮食

（2）控制饮食＋药物治疗

（3）控制饮食＋药物治疗＋胰岛素

（4）单纯胰岛素控制

六、请根据您的实际情况选择最符合的项

1.因为我有2型糖尿病，有些人认为我不能胜任一些职责（如工作和家庭方面的）：

（1）非常不同意

（2）不同意

（3）不确定

（4）同意

（5）非常同意

2.因为患 2 型糖尿病，有些人把我视为"有病"：

（1）非常不同意

（2）不同意

（3）不确定

（4）同意

（5）非常同意

3.当某些社交场合涉及一些食物或饮料，一些人认为我不该
食用时，会把我排除在外：

（1）非常不同意

（2）不同意

（3）不确定

（4）同意

（5）非常同意

4.因为患有 2 型糖尿病，有些人把我看作不重要的人：

（1）非常不同意

（2）不同意

（3）不确定

（4）同意

（5）非常同意

5.因为患有 2 型糖尿病，我受到其他人（如朋友、同事、伴侣）
的排斥：

（1）非常不同意

（2）不同意

（3）不确定

（4）同意

（5）非常同意

6. 因为患有 2 型糖尿病，我在工作单位受到歧视：

（1）非常不同意

（2）不同意

（3）不确定

（4）同意

（5）非常同意

7. 2 型糖尿病会受到周围人的责怪和羞辱：

（1）非常不同意

（2）不同意

（3）不确定

（4）同意

（5）非常同意

8. 因为患有 2 型糖尿病，有些人会评判我选择的食物：

（1）非常不同意

（2）不同意

（3）不确定

（4）同意

（5）非常同意

9. 医护人员认为 2 型糖尿病患者不知道如何照顾自己：

（1）非常不同意

（2）不同意

（3）不确定

（4）同意

（5）非常同意

10. 由于患有 2 型糖尿病，医护人员对我做出负面的判断：

（1）非常不同意

（2）不同意

（3）不确定

（4）同意

（5）非常同意

11. 由于 2 型糖尿病是一种"生活方式疾病"，会让我觉得是一件很羞耻的事情：

（1）非常不同意

（2）不同意

（3）不确定

（4）同意

（5）非常同意

12. 因为患有 2 型糖尿病，有些人认为我肯定超重或者过去超重：

（1）非常不同意

（2）不同意

（3）不确定

（4）同意

（5）非常同意

13. 我被告知，由于自身原因才患有 2 型糖尿病：

（1）非常不同意

（2）不同意

（3）不确定

（4）同意

（5）非常同意

14. 患有 2 型糖尿病使我觉得自己是一个失败者：

（1）非常不同意

（2）不同意

（3）不确定

（4）同意

（5）非常同意

15. 因为患有 2 型糖尿病，我会感到尴尬：

（1）非常不同意

（2）不同意

（3）不确定

（4）同意

（5）非常同意

16. 我为患有 2 型糖尿病感到耻辱：

（1）非常不同意

（2）不同意

（3）不确定

（4）同意

（5）非常同意

17. 因为患有 2 型糖尿病，我觉得自己不是一个健康的人了：

（1）非常不同意

（2）不同意

（3）不确定

（4）同意

（5）非常同意

18. 我对患有 2 型糖尿病感到愧疚：

（1）非常不同意

（2）不同意

（3）不确定

（4）同意

（5）非常同意

19. 因为患有 2 型糖尿病，我感到自责：

（1）非常不同意

（2）不同意

（3）不确定

（4）同意

（5）非常同意

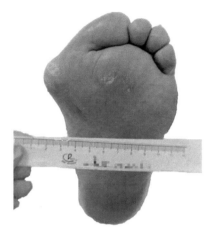

彩插 1　糖尿病足病 Wagner 0 级

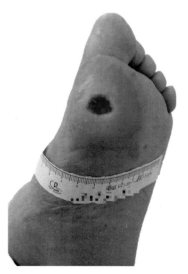

彩插 2　糖尿病足病 Wagner 1 级

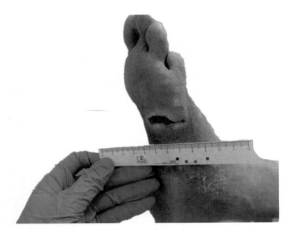

彩插 3　糖尿病足病 Wagner 2 级

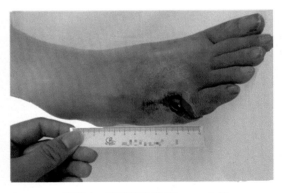

彩插 4　糖尿病足病 Wagner 3 级

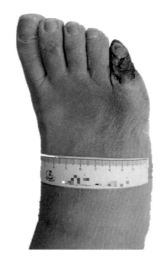

彩插 5　糖尿病足病 Wagner 4 级

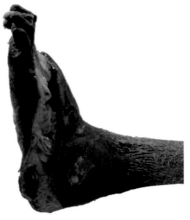

彩插 6　糖尿病足病 Wagner 5 级